クリニックでよくみる
Common Diseases
100 処方

第2版

西崎 統

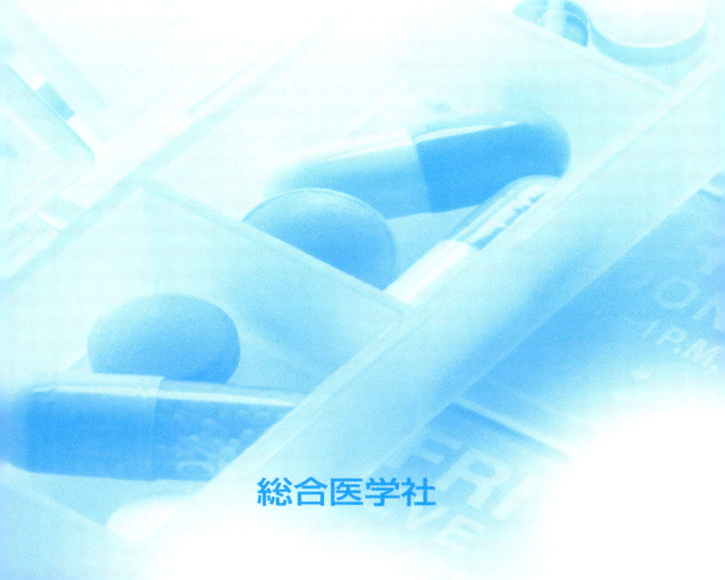

総合医学社

第2版の序

　最近の医学・医療の進歩には目覚しいものがあります．どこまで進んでいくのか驚くばかりです．そのような中で，日常診療の現場において，とくに臨床医家のところへは患者さんはさまざまな症状を訴えて来院されます．すぐに大病院の専門医に紹介するまでもない病態や症状に対応しなければなりません．いわゆるプライマリーケアを担っているのです．

　実際，当内科クリニックは下町にあり，内科を標榜しておりますが，水虫，腰痛，頻尿などさまざまな訴えで来られる患者さんも多い．患者さんを目の前にして，その処方に途方にくれることがしばしばあります．

　そこで本書の初版では，日頃患者さんの訴えの多い症状や疾患，いわゆる"Common Diseases"を取り上げ，処方例を記載しました．取り上げた処方例（100症状・疾患に限らせていただきました）は，病診連携により来られた患者さんの処方内容や筆者が以前に勤務していた聖路加国際病院での処方ノートであったり，各専門分野の先生から聞いたりした治療薬を整理したものです．

　このたび，3年前に出版した初版が好評のため，最新の情報に更新し，新たに4項目を加えました．

　多忙な実地医家，研修医の先生方の現場においてポケット版として本書を活用していただければ幸いです．

2015年4月

日本内科学会総合内科専門医　**西崎　統**

本書の使い方

3. 循環系

高血圧症

ポイント❗

- 高血圧は臨床上 140/90mmHg 以上で，家庭血圧は 135/85mmHg 以上を目安とする． ← ❶
- 合併症について定期的にチェックする．
- 白衣高血圧，早朝高血圧，仮面高血圧にも注意をする．
- 初期治療で血圧が安定しない場合は，ACE 阻害薬，ARB，βブロッカーやαブロッカー薬を追加し併用する．

第一選択薬 ← ❷

処方A アムロジン または ノルバスク
（2.5mg または 5mg）1回1錠　1日1回　朝 ← ❸

処方B レニベース（5mg）1回1錠　1日2回　朝・夕

早朝高血圧

処方A カルデナリン（2mgまたは4mg）1回1錠　1日1回　眠前

処方B ワイテンス（2mg）1回1錠　1日1回　眠前

白衣高血圧

処方A ディオバン（40mg）1回1〜2錠　1日1回

処方B アーチスト（10mg）1回1〜2錠　1日1回

メモ

- 二次性高血圧の鑑別も忘れずに！

注意点 ＊ACE阻害薬の原則禁忌
　・血清クレアチニン ＜2.0mg/dL　・症候性低血圧
　・両側腎動脈狭窄例　　　　　　・高カリウム血症

← ❹

文献 ● 高血圧治療ガイドライン2009．日本高血圧学会高血圧治療ガイドライン作成委員会，2009 ← ❺

● 降圧薬　《Ca拮抗薬》

一般名	商品名	剤形	規格(mg)	1回用量(mg)	1日回数
アムロジピンベシル酸塩	ノルバスク	錠	2.5・5・10	2.5～5	1～2朝食後，朝・夕食後
		OD錠（口腔内崩壊錠）			
	アムロジン	錠			
		OD錠（口腔内崩壊錠）			
ニフェジピン	アダラートL	錠	10・20	10～20	2
	アダラートCR		10・20・40	20～40	1

← ❻

❶「**ポイント**」：診療にあたってのポイントを列記しました．

❷「**見出し**」：処方例をケースごとに分けて記載してあります．

❸「**処　方**」：主な処方例を記載しました．
　・薬品名：商品名
　・用　量：原則として「1回投与量　1日投与回数（投与時間）」

❹「**メ　モ**」：診療にあたっての注意点や患者指導のポイント，薬物療法以外の治療法の紹介などを記載しました．

❺「**文　献**」：処方例掲載にあたって参照した文献を提示しました．

❻「**同種薬剤一覧**」：処方例に挙げられた薬剤の同種薬剤を一覧にして掲載してあります．
　　注）剤形は使用されることの多い錠剤・カプセル剤などを主に記載し，顆粒，細粒などを省略している場合もあります．
　　　また，用量に関しましては，成人量・維持量を主に記載し，小児用量・初回投与量などは省略されている場合もあります．

目　次

1. よくある症状

虫刺され ……………………………………… 2
喀　痰 ………………………………………… 3
咳　嗽 ………………………………………… 5
動　悸 ………………………………………… 7
嘔気，悪心，嘔吐 …………………………… 8
便　秘 ………………………………………… 9
下　痢 ………………………………………… 12
頭　痛 ………………………………………… 14
しゃっくり（吃逆） ………………………… 15
尿失禁 ………………………………………… 16
頻　尿 ………………………………………… 17
こむら返り（筋クランプ） ………………… 18
冷え症 ………………………………………… 19
耳鳴り ………………………………………… 20
めまい ………………………………………… 21
洞性頻脈 ……………………………………… 22
期外収縮 ……………………………………… 23
不眠症 ………………………………………… 24
浮　腫 ………………………………………… 26
発　熱 ………………………………………… 28
発　疹 ………………………………………… 29

2. 呼吸器系

かぜ症候群 …………………………………… 32
インフルエンザ ……………………………… 33

気管支炎 …………………………………… 34
気管支喘息 ………………………………… 36
慢性閉塞性肺疾患（COPD）……………… 37
過換気症候群 ……………………………… 40

3. 循環器系

動脈硬化症（閉塞性動脈硬化症）………… 44
高血圧症 …………………………………… 45
低血圧症 …………………………………… 52
狭心症 ……………………………………… 53
心房細動・粗動 …………………………… 54
心不全 ……………………………………… 55

4. 消化器系

逆流性食道炎 ……………………………… 58
機能性ディスペプジア …………………… 59
急性・慢性胃炎 …………………………… 60
胃・十二指腸潰瘍（消化性潰瘍）………… 61
ヘリコバクター・ピロリ除菌 …………… 64
感染性胃腸炎 ……………………………… 65
過敏性腸症候群 …………………………… 66
肝機能障害 ………………………………… 68
脂肪肝：NASH（non-alcoholic steatohepatitis）…… 69
痔　核 ……………………………………… 70

5. 血液系

鉄欠乏性貧血 ……………………………… 74

血管性紫斑 ·· 75

6. 内分泌・代謝系

　　高尿酸血症 ·· 78
　　痛風発作 ·· 80
　　高中性脂肪血症 ·· 81
　　脂質異常症 ·· 82
　　2型糖尿病（軽症〜中等症）···························· 84
　　甲状腺機能亢進症 ··· 87
　　甲状腺機能低下症 ··· 88
　　高カリウム血症 ·· 89

7. 脳・神経系

　　一過性脳虚血発作（TIA）······························ 92
　　脳硬塞の再発予防 ··· 93
　　片頭痛 ··· 94
　　本態性振戦 ·· 95
　　片側顔面痙攣 ··· 96
　　手足（四肢）のしびれ ··································· 97

8. 精神科・心療内科

　　不安神経症 ··· 100
　　パニック障害 ·· 101
　　せん妄（情動不穏，幻覚妄想状態）················ 102
　　アルツハイマー型認知症 ······························ 103

9. 整形外科

五十肩 ………………………………… 106
坐骨神経痛 …………………………… 107
腰痛症（ぎっくり腰） ……………… 108
骨粗鬆症 ……………………………… 111

10. 泌尿器科

過活動膀胱・頻尿 …………………… 116
前立腺炎 ……………………………… 117
前立腺肥大症（頻尿） ……………… 118
尿路感染症（膀胱炎） ……………… 120
尿路結石 ……………………………… 123

11. 眼　科

ドライアイ …………………………… 126
眼精疲労 ……………………………… 127
結膜炎・アレルギー性結膜炎 ……… 128

12. 耳鼻咽喉科

口内炎，口角炎 ……………………… 132
唾液腺腫脹 …………………………… 133
ドライマウス（口内乾燥症） ……… 134
嗅覚障害 ……………………………… 135
味覚障害 ……………………………… 136
鼻出血 ………………………………… 137
メニエール病 ………………………… 138

副鼻腔炎 ･････････････････････････････ 139

13. 感染症

　マイコプラズマ感染症 ････････････････ 142
　扁桃炎 ･････････････････････････････ 143
　皮膚軟部組織感染症（毛嚢炎）････････ 145
　伝染性単核症 ･･･････････････････････ 146

14. 皮膚科・アレルギー

　接触性皮膚炎 ･･･････････････････････ 148
　アトピー性皮膚炎 ･･･････････････････ 150
　花粉症（アレルギー性鼻炎）･･････････ 151
　じん麻疹 ･･･････････････････････････ 154
　白癬（水虫）･･･････････････････････ 155
　皮膚瘙痒症（皮膚乾燥症）････････････ 156
　多汗症・汗疱 ･･･････････････････････ 157
　単純ヘルペス ･･･････････････････････ 158
　帯状疱疹 ･･･････････････････････････ 159
　ふけ症 ･････････････････････････････ 160

15. 環境・職業　他

　時差ぼけ ･･･････････････････････････ 162
　乗り物酔い ･････････････････････････ 163
　高山病（予防）･････････････････････ 164
　慢性疲労症候群 ･････････････････････ 165
　更年期障害 ･････････････････････････ 166
　禁煙指導・治療 ･････････････････････ 168

勃起障害(ED) ………………………………… 169

付録 よく使われる漢方薬 ……………………… 171

同種薬剤一覧

●よくある症状
- 去痰薬 ･･ 4
- 鎮咳薬 ･･ 6
- 便秘治療薬（下剤） ･････････････････････････････････ 11
- 止痢薬・整腸薬 ･････････････････････････････････････ 13
- 睡眠薬（入眠薬） ･･･････････････････････････････････ 25
- 利尿薬 ･･･ 27

●呼吸器系
- 抗菌薬 ･･･ 35
- 吸入薬 ･･･ 38, 39
- 抗不安薬 ･･･ 41

●循環器系
- 降圧薬《Ca拮抗薬》 ･････････････････････････････････ 47
- 降圧薬《ACE阻害薬》 ･･･････････････････････････････ 48
- 降圧薬《アンジオテンシンⅡ受容体拮抗薬：ARB》 ･･････････ 49
- 降圧薬《配合剤》 ･･････････････････････････････ 49, 50
- 降圧薬《β遮断薬とαβ遮断薬》 ･･････････････････････ 51

●消化器系
- 胃・十二指腸潰瘍治療薬 ･･･････････････････････ 62, 63
- 消化管運動機能改善薬 ･････････････････････････････ 67
- 痔疾患治療薬 ･･･････････････････････････････････････ 71

●内分泌・代謝系
- 尿酸降下薬 ･･･ 79
- 脂質異常症治療薬 ･･･････････････････････････････････ 83
- 経口血糖降下薬 ･････････････････････････････････････ 85
- 食後血糖降下薬 ･････････････････････････････････････ 86

●整形外科
- 非ステロイド性抗炎症薬（NSAIDs） ･･････････････ 109
- 湿布，パップ剤 ････････････････････････････････････ 110
- 骨粗鬆症治療薬 ･･････････････････････････････ 112, 113

● **泌尿器科**
　前立腺肥大・頻尿治療薬 ……………………………… 119
　ニューキノロン系経口抗菌薬 ………………………… 121
　抗菌薬 …………………………………………………… 122
● **眼　科**
　アレルギー性結膜炎（眼科用剤）……………………… 129
● **感染症**
　含嗽薬・トローチ ……………………………………… 144
● **皮膚科・アレルギー**
　副腎皮質ホルモン外用薬 ……………………………… 149
　ヒスタミンH_1拮抗薬（抗アレルギー薬）…………… 152
　アレルギー性鼻炎薬（点鼻薬）………………………… 153
● **環境・職業 他**
　抗不安薬 ………………………………………………… 167

―《**本書の利用に際して**》―

　本書に記載されております処方内容に関しましては正確を期するよう，著者ならびに出版社では最善の努力を払っておりますが，本書の特性上，著者の個人的見解を述べた箇所や，記載内容の簡略化をしている箇所がございます．

　実際の使用に際しては，必ず最新の添付文書を参照し，ご自身の判断で慎重に使用してくださいますようお願いいたします．

　本書に記載している使用法等によって生じた問題につきましては，著者・出版社はその責を追いかねますことをご了承ください．

1. よくある症状

虫刺され
喀　痰
咳　嗽
動　悸
嘔気，悪心，嘔吐
便　秘
下　痢
頭　痛
しゃっくり（吃逆）
尿失禁
頻　尿
こむら返り（筋クランプ）
冷え症
耳鳴り
めまい
洞性頻脈
期外収縮
不眠症
浮　腫
発　熱
発　疹

1. よくある症状
虫刺され

ポイント❗

- 虫刺されは，カ，ブユ（ブヨ），ノミ，ハチ，ムカデ，毒蛾など種々の虫の刺咬によって生ずる皮膚反応である．
- 赤色丘疹が一般的であるが，水疱を形成したり，強腫脹を伴ったり，時にはアナフィラキシーショックを起こすものまであり，症状の程度はさまざまである．

内服の処方例

処方A　アレジオン（20mg）1錠　1日1回　夕食後

処方B　セルテクト（30mg）1回1錠　1日2回　朝・夕

処方C　エバステル（10mg）1錠　1日1回　夕

外用薬

処方A　アンテベート軟膏　5g, 10g/本　1日2〜3回

処方B　デルモベート軟膏　5g, 30g/本　1日2〜3回

処方C　ドレニゾンテープ　しこりの強い痒疹に対して1日1回貼付する．

●主な抗ヒスタミン外用薬（皮膚瘙痒症，虫刺され）

一般名	商品名	剤形	規格	用法・用量
ジフェンヒドラジン	レスタミン	クリーム	1%　500g, 1kg	1日数回
ジフェンヒドラミンラウリル硫酸塩	ベナパスタ	軟膏	4%　500g	1日数回

メモ

- ハチ刺傷において，虫刺されの中でも最も重篤な全身症状（アナフィラキシー）が出現することがある．
  ＊毒針を抜き取り，冷水で流す．

1. よくある症状

喀痰

ポイント❗

- 喀痰は気道粘膜から分泌された粘液で,その過度の貯留は呼吸困難や咳嗽の原因や感染のもととなる.
- 痰の多量喀出をきたす基礎疾患に対して十分な治療をしたうえで去痰薬を投与する.

気道粘液修復薬

処方A ムコダイン（500mg）1回1錠　1日3回
または　クリアナール（200mg）1回2錠　1日3回

気管支腺分泌亢進薬

処方A ビソルボン（4mg）1回1錠　1日3回

気道潤滑去痰薬

処方A ムコソルバン（15mg）1回1錠　1日3回
　または　ムコサール　（15mg）1回1錠　1日3回

メモ

- 痰の喀出をしやすくする目的で処方する.
- 痰喀出のための方法としては,薬物投与以外に水分の補給のアドバイスを忘れずに.
- 局所的には気道を湿らすためにネブライザーなどの吸入療法も必要である.

●主な去痰薬

一般名	商品名	剤形	規格(mg)	1回用量(mg)	1日回数
気管支腺分泌亢進薬					
ブロムヘキシン塩酸塩	ビソルボン	錠	4	4	3
気道粘液溶解薬					
L-メチルシステイン塩酸塩	ペクタイト	錠	50・100	100	3
	ゼオチン		100		
気道粘液修復薬					
カルボシステイン	ムコダイン	錠	250・500	500	3
フドステイン	クリアナール	錠	200	400	3
気道潤滑去痰薬					
アンブロキソール塩酸塩	ムコサール	錠	15	15	3
	ムコソルバン				
蛋白分解酵素薬					
リゾチーム塩酸塩	ノイチーム	錠	10・30・90	20～90	3

メモ

1. よくある症状

咳　　嗽

ポイント❗

- まず胸部X線で異常があるかどうかをチェックする．
- 咳嗽は，それに伴う喀痰の有無によって乾性咳嗽と湿性咳嗽とに区別する．

乾性咳嗽

処方A　メジコン（15mg）1回1錠　1日3回

処方B　アストミン（10mg）1回1錠　1日3回

処方C　ブロチン（シロップ）1回2〜4mL　1日3回

頑固な乾性咳嗽

処方A　コデインリン酸塩　1回20mg　1日3回 ⎫
　　　　　酸化マグネシウム　1回0.5g　1日3回 ⎬ 併用可
　　　　　フラベリック（20mg）1回1錠　1日3回 ⎭

湿性咳嗽

処方A　レスプレン（30mg）1回1錠　1日3回 ⎫ 併用可
　　　　　ムコダイン（500mg）1回1錠　1日3回 ⎭

メモ

- 胸部X線に異常がなければ，咳喘息，気管支喘息，アトピー咳漱，後鼻漏に伴う咳と痰，食道胃逆流症，咽頭乾燥症，心因性咳嗽を考える．
- 過度の乾性咳嗽は胸痛や肋骨骨折，頭痛，睡眠障害をひき起こすため鎮咳薬の適応である．

●主な鎮咳薬

一般名	商品名	剤形	規格(mg)	1回用量(mg)	1日回数
麻薬性鎮咳薬					
コデインリン酸塩	コデインリン酸塩	末	－	20	3
		錠	5・20		
ジヒドロコデインリン酸塩	ジヒドロコデインリン酸塩	末	－	10	3
非麻薬性鎮咳薬					
チペピジンヒベンズ酸塩	アスベリン	錠	10・20	20〜40	3
デキストロメトルファン臭化水素酸塩水和物	メジコン	錠	15	15〜30	3
エプラジノン塩酸塩	レスプレン	錠	5・20・30	20〜30	3
クロペラスチン	フスタゾール	糖衣錠	10	10〜20	3
ジメモルファンリン酸塩	アストミン	錠	10	10	3
ベンプロペリンリン酸塩	フラベリック	錠	20	20	3
β_2-刺激薬					
ツロブテロール	ホクナリン	テープ	2	1枚貼付	1
		錠	1	1	2

メモ

1. よくある症状

動　　悸

ポイント❗

- 動悸は心拍による異常な不快感として意識する症状で、心拍の乱れ、心拍の増加時、また1回の心拍が強くなった際に自覚する．

- 鑑別診断
  - ①期外収縮
  - ②多発性，多源性，連続性期外収縮
  - ③発作性心室性頻拍
  - ④発作性心房細動　など

心室性期外収縮

処方A　アセタノール（100mg）1回1カプセル　1日1回
（必要に応じて1日3回まで）

処方B　サンリズム（25mg）1回2カプセル　1日1回

処方C　リスモダン（100mg）1回1カプセル　1日1回

上室性期外収縮

処方A　ワソラン（40mg）1回1〜2錠　1日3回

処方B　リスモダン（100mg）1回1カプセル　1日3回

メモ

- 動悸の原因により治療方針が異なるため，その診断が重要である．
- 詳細な問診および身体所見に加えて，自覚症状出現時の心電図記録が大切である．

1. よくある症状
嘔気，悪心，嘔吐

ポイント❗

- 原因疾患の治療開始まで対症療法として行う．
- 食前服用は，飲み忘れが多い．「いつでも服用可」と伝えること．

軽症（経口可能な場合）

処方A ナウゼリン（10mg）1回1錠　1日3回

処方B ガナトン（50mg）1回1錠　1日3回

処方C エリスパン（0.25mg）1回1錠　1日3回

処方D ストロカイン（5mg）1回1〜2錠　1日3〜4回

処方E ガスモチン（5mg）1回1錠　1日3回

メモ

- 嘔気，悪心，嘔吐は消化器疾患だけでなく，妊娠，薬剤中毒，肝炎，イレウス，頭蓋内圧亢進，乗り物酔いなどの全身疾患でもみられる．
- 長く続く嘔気，悪心，嘔吐は電解質の喪失とバランスを崩し，悪循環を起こすことがある．

1. よくある症状

便　秘

ポイント❗

- 急性か慢性かを区別する．
- 器質性便秘か機能性便秘〔弛緩性便秘，直腸性（習慣性）便秘，痙攣性便秘〕かを鑑別する．
- 病歴にて，便通の状況，常用薬の有無，腹部症状についてや生活習慣などを聴取する．

弛緩性便秘

処方A　酸化マグネシウム〔末〕
　　　　　　　1回0.5g　1日1〜3回　食後・眠前
　または　マグミット（250mg）1日1回　2錠（増量可）

処方B　アローゼン〔顆〕
　　　　　　0.5g1包　1回1包　1日1〜2回　昼・眠前

処方C　プルゼニド　1回1〜3錠　1日1回　眠前

処方D　アミティーザ
　　　　　　　1回1カプセル　1日2回　朝・夕食後
〔必要に応じてガスモチン（5mg）1回1錠1日3回併用〕

痙攣性便秘

処方A　コロネル　1回1〜2錠　1日3回

処方B　トランコロン　1回1〜2錠　1日3回

直腸性便秘

処方A 新レシカルボン坐剤
　　　　　　　　　1回1〜2個　頓用（直腸挿入）

処方B グリセリン浣腸液（50％）
　　　　　　　　　1回60〜120mL　頓用（直腸挿入）

漢方薬

処方A ツムラ大黄甘草湯エキス〔顆〕1回2.5g　1日3回

> **メモ**
> - 下剤の長期連用，特に刺激性下剤の安易な連用は，正常な排便反射の回復を困難にするので注意しなければならない．
> - 緩下剤である酸化マグネシウムなどの塩類下剤やアミティーザなど膨張性下剤は，比較的有害性が低い．
> - マグネシウム下剤は慢性腎不全では禁忌である．

●主な便秘治療薬（下剤）

一般名	商品名	剤形	規格(mg)	1回用量	1日回数
塩類下剤					
酸化マグネシウム	酸化マグネシウム	末,細粒	—	0.5～1.0mg	1～3
	マグミット,マグラックス	錠	200・250・300・330	200～600mg	1（他400、500mgあり）
膨張性下剤					
カルメロース	バルコーゼ	顆	—	0.5～2g	3
ポリカルボフィルカルシウム	コロネル	錠,細粒	500・1000	500～1000mg	3
	ポリフル	錠	500	500～1000mg	3
ルビプロストン	アミティーザ	カプセル	24μg	1カプセル	2
大腸刺激性下剤					
センナ	アローゼン	顆	0.5・1g/包	0.5mg	1
センナエキス	ヨーデルS	糖衣粒	80mg	160～240mg	頓用
センノシド	プルゼニド	錠	12	12～36mg	1
ビコスルファートナトリウム	ラキソベロン	錠	2.5	5～7.5mg	1
		内用液	10mL/本	10～15滴	1
消化管運動機能調整薬					
トリメブチンマレイン酸塩	セレキノン	錠	100	100～200mg	3
モサプリドクエン酸塩	ガスモチン	錠	2.5・5	5mg	3
漢方薬					
大建中湯	ツムラ大建中湯	エキス・顆粒	—	5～7.5g	2～3食間
坐剤					
ビサコジル	テレミンソフト	坐剤	2・10	10mg	頓用 直腸挿入
炭酸水素Na,無水リン酸二水素Na	新レシカルボン	坐剤	—	1～2個	頓用 直腸挿入
浣腸					
グリセリン	グリセリン浣腸液	液50％	60mL	60～120mL	頓用 直腸挿入

1. よくある症状

下　痢

ポイント❗

- 急性か慢性かを確認する．
- 問診と症状から原因を判断，検索する．
- 原因疾患や下痢の程度，随伴症状などより使用薬剤の選択を行う．
- 急性の感染性腸炎が疑われる場合，止痢薬の使用は最小限にとどめる．

腸運動抑制薬

処方A　ロペミン（1mg）　1回1カプセル　1日2回

腸内殺菌防腐薬

処方A　フェロベリン　1回2錠　1日3回

その他，乳酸菌製剤など

処方A　アドソルビン　1回1.0g　1日3回 ⎫
　　　　 タンナルビン　1回1.0g　1日3回 ⎬ 併用可
　　　　 ミヤBM　1回1.0g　1日3回 ⎭

処方B　ビオフェルミン　1回1g　1日3回

メモ

- 排便回数，脱水状態をよく聴取すること．
- 収斂薬，吸着薬，乳酸菌製剤，抗コリン薬，腸管運動抑制薬を，組合せを考慮し投与する．

●主な止痢薬・整腸薬

一般名	商品名	剤形	規格	1回用量	1日回数
腸運動抑制薬					
ロペラミド塩酸塩	ロペミン	細粒	0.1%(1mg/g)	1mg	1〜2
		カプセル	1mg		
ロートエキス	ロートエキス	散	10%(100mg/g)	10〜30mg	2〜3
ブチルスコポラミン臭化物	ブスコパン	錠	10mg	10〜20mg	3または頓服
メペンゾラート臭化物	トランコロン	錠	7.5mg	15mg	3
チキジウム臭化物	チアトン	顆粒	2%(20mg/g)	5〜10mg	3
		カプセル	5・10mg		
腸粘膜刺激緩和薬					
ビスマス製剤	次硝酸ビスマス	末		1〜1.5mg	3
タンニン酸アルブミン	タンナルビン	末		1g	3〜4
殺菌防腐薬					
ベルベリン塩化物水和物配合	フェロベリン	配合錠	—	2錠	3
乳酸菌製剤					
ビフィズス菌	ラックビー微粒N	散	1%	1〜2g	3
	ビオフェルミン	錠剤	ビフィズス菌として12mg	1〜2錠	3
酪酸菌	ミヤBM	細粒	4%	0.5〜1g	3
		錠	20mg	20〜40mg	3
耐性乳酸菌	エンテロノン-R	散	10%	1g	3
	エントモール	散	10%	1g	3
麻　薬					
アヘン	アヘン	末	—	30mg	3
		散	10%		
その他					
天然ケイ酸アルミニウム	アドソルビン	原末		1〜2.5g	3〜4

1. よくある症状

頭　　痛

ポイント❗

- 頭痛は大きく，一次性頭痛（機能性）と，二次性頭痛（器質性）とに分けられる．
- 一次性頭痛は，緊張型頭痛，片頭痛（p.94参照），群発頭痛に代表される．
- 緊張型頭痛は，典型的には頭重感，頭部圧迫感を主訴とする頭痛である．一次性頭痛の中では最も一般的な頭痛である．

頭痛（軽症）

処方A　SG配合顆粒　1回1g　頓用

処方B　キョーリンAP2配合顆粒　1回0.5g　頓用

処方C　カロナール　1回200mg　頓用

処方D　ロキソニン（60mg）1回1錠　頓用

頭痛（中等症）

処方A　ミオナール（50mg）1回1〜2錠　1日3回 ⎫
　　　　　セルシン（2mg）1回1錠　1日3回　　　⎬ 併用
　　　　　ブルフェン（200mg）1回1錠　1日3回　 ⎭

（頭痛の強い時：バファリン　1回1〜2錠　頓用　1日2回まで）

メモ

- 片頭痛：頭痛の程度が軽く，月に1〜2回の発作で，市販薬を早めに服用すれば日常生活に支障がないというのであれば，非ステロイド系鎮痛薬（NSAIDs）を使用する．
- 専門医に送る時：二次性頭痛が疑われる時，治療効果が乏しい時．

1. よくある症状
しゃっくり（吃逆）

ポイント❗

- 原因は横隔膜運動を支配する延髄中枢，横隔膜神経，迷走神経，横隔膜または周辺臓器への異常な刺激が挙げられる．
- たいていの場合は，食事や飲酒などの胃の急速な過度の伸展や心因性で起こる．
- 一過性であることが多い．

処方A ランドセン（0.5mg）1回1〜2錠　1日3回

漢方薬

処方A ツムラ芍薬甘草湯　1回2.5g　1日3回　食間

メモ

- 物理療法（迷走神経刺激法）
  舌の牽引，氷水の摂取，頸動脈洞マッサージ，眼球圧迫，咽頭刺激 など
- 呼吸中枢の刺激法
  息こらえ，咳嗽
- 器質的な疾患が原因である吃逆は，その原因を除去する．
- 原因が不明，または原因を除去できないか，あるいは除去しても難治性の吃逆は，薬物治療を行う．ハロペリドール（セレネース®），メトクロプラミド（プリンペラン®）などの薬剤が有効だといわれている．

1. よくある症状

尿失禁

ポイント!

- 尿失禁は症状に基づいて,以下のように分類できる.
  - 腹圧性尿失禁…運動時や咳などによりもれる.女性に多い.
  - 切迫性尿失禁…尿意が強く,我慢できなくてもれる.
  - 混合性尿失禁…上記の混合.
  - 持続性尿失禁…いつももれる.
- 残尿を確認すること.

抗コリン系薬

処方A ポラキス(1mg・2mg・3mg) 1回1〜3mg 1日3回

処方B バップフォー(10mg) 1回1錠 1日1〜2回

処方C ブラダロン(200mg) 1回1錠 1日3回

三環系抗うつ薬

処方A トフラニール(25mg) 1回1錠 1日1〜3回

メモ

- 腹圧性尿失禁の治療としては,①骨盤底筋体操,②干渉低周波治療,③薬物療法,④コラーゲン尿道周囲注入,⑤膀胱頸部吊り上げ手術などが行われる.
- 切迫性尿失禁の治療としては,①薬物療法,②干渉低周波治療,③電気刺激療法などが行われる.
- 薬物療法では,抗コリン作用を有している薬剤は強く作用すると残尿が増加するので注意する.ときに尿閉になることもある.

1. よくある症状

頻　　尿

ポイント❗

- 排尿回数が異常に多い場合をいう．一般的には，1日10回以上，就眠時2回以上をいう．
- 膀胱に器質的異常がなく，尿所見にも異常がないにもかかわらず，頻尿の訴えが続く状態．
- 頻尿をきたす場合の多くは，泌尿器科領域の疾患であるが，循環器疾患や糖尿病，尿崩症などもある．

抗コリン薬

処方A 　ポラキス（2mg または 3mg）1回1錠　1日2～3回

処方B 　バップフォー（10mg または 20mg）1回1～2錠　1日1回

処方C 　ベシケア（5mg）1回1～2錠　1日1回　朝

処方D 　デトルシトール（4mg）1回1カプセル　1日1回

漢方薬

処方A 　ツムラ当帰芍薬散　1回2.5g　1日3回　食前

メモ

- 就寝時多尿は，就寝前の多飲によって起こる．特にアルコール類は，抗利尿ホルモン（ADH）抑制作用による利尿作用のため夜間多尿となる．

1. よくある症状
こむら返り（筋クランプ）

ポイント❗

- こむら返りとは，狭義には数秒から数分のこむら（腓腹筋）のひきつり（痙攣）を，広義には各種の有痛性痙攣を総称している．
- 発作があれば膝の屈伸，足趾の伸展などにより筋の痙攣は緩む．軽いマッサージ，温浴も効果がある．
- 夜間に生じる場合は，生じる側を下にして親趾を立て，収縮した筋を他動的に伸展させれば，数秒で軽快することが多い．

処方A ツムラ芍薬甘草湯エキス　1回2.5g　1日3回　食間

処方B ミオナール（50mg）1回1〜2錠　1日3回

処方C テルネリン（1mg）1回1〜2錠　1日3回
　　　　または アロフト（20mg）1回1〜2錠　1日3回

処方D セルシン（2mg）1回1錠　1日3回

メモ

- 発作時には，こむら返り筋のストレッチング（受動的な緩徐伸展）やマッサージを行う．
- 運動に伴うこむら返りは，予防として運動前後のウォーミングアップ，クーリングダウン，運動中の水分やミネラルの補給を指導する．

1. よくある症状

冷え症

ポイント!

- 冷え症は「身体の特定の部位(腰や足が多い)のみが特に冷たく感じる場合」と定義されている.
- 思春期および更年期に頻度が高いことから,エストロゲンとの関連が示唆されている.
- 治療方針
  ①ホルモン補充療法
  ②漢方薬や精神安定剤の薬物療法
  ③生活指導やカウンセリング

漢方薬

処方A ツムラ当帰芍薬散 1回2.5g 1日3回 食前 または 食間

処方B ツムラ八味地黄丸 1回2.5g 1日3回 食前 または 食間

処方C ツムラ温経湯 1回2.5g 1日3回 食前 または 食間
＊長期連用時,副作用に注意.

血管拡張薬

処方A ユベラN(100mg) 1回1〜2カプセル 1日2〜3回

メモ

- 更年期女性に不定愁訴(顔面紅潮,発汗,冷え,動悸など)が多い.
- 更年期女性に不定愁訴を認める場合には,必ず血管運動神経症状の現有状態,既往歴を聞き取ることが重要である.
- 一般的に二次性エストロゲン欠落症状として取り扱われる.

1. よくある症状

耳鳴り

ポイント❗

- 臨床的には急性耳鳴りと慢性耳鳴りとに大別される．
- 急性耳鳴り：突発性難聴などの急性感音聴取に伴って現れる難聴である．他，急性低音障害，急性音響外傷，メニエール病など．
  ➡専門医へ依頼
- 慢性耳鳴り：原因は はっきりしない．
  治療に抵抗することが多い．

処方A　ストミンA　1回2錠　1日3回
　　　　＊内耳，および中枢障害による耳鳴り．

慢性耳鳴り

処方A　エリスパン（0.25mg）1回1錠　1日3回 ｜併用可
　　　　テルネリン（1mg）1回1錠　1日3回
　　　　ビタメジン（25mg）1回1カプセル　1日3回

処方B　メチコバール（500μg）1回1錠　1日3回 ｜併用可
　　　　セルベックス（50mg）1回1カプセル　1日3回

メモ

- 慢性耳鳴りは感音難聴に伴う耳鳴りが最も多くみられる．
- 難聴の改善は難しいが，主として耳鳴りの軽減を期待して，少なくとも2ヵ月以上使用し，効果を確認する．
- 治療の最終目標は耳鳴りの消失ではなく，苦痛度の改善であることの理解をあらかじめ話しておく必要がある．

1. よくある症状

めまい

ポイント❗

- 末梢性めまいと中枢性めまいとの鑑別をする．
- 末梢性めまいの場合，発作時は楽な姿勢で安静を保つよう指導する．

末梢性めまい（良性）

処方A メリスロン（12mg）1回1錠　1日3回
　　　　 ATP腸溶錠（20mg）3錠　1日3回

処方B セファドール（25mg）1回1錠　1日3回

処方C デパス（0.5mg）1回1錠　1日2〜3回

起立性低血圧によるめまい

処方A メトリジン（2mg）1回1〜2錠　1日1〜2回

処方B リズミック（10mg）1回1〜2錠　1日1〜2回

中枢性めまい

処方A セロクラール（20mg）1回1錠　1日3回

処方B ケタス（10mg）1回1カプセル　1日3回

メモ

- 末梢性めまいの多くは，良性発作性頭位めまい症である．
- その他の末梢性めまいの鑑別としては前庭神経炎，メニエール病，聴神経腫瘍などがある．

1. よくある症状
洞性頻脈

ポイント!

- 洞性P波でかつ毎分100回以上の頻脈を洞性頻脈という.
- レートは毎分100回を軽度超すが,160回/分を超える場合,洞結節エントリー性頻拍と鑑別する必要あり.
- 誘因は,運動,不安,精神的ストレス,発熱,貧血,脱水に加え,甲状腺機能亢進症,心不全などである.
- 症状を訴える時,心電図にて確認する.

処方A ホリゾン(2mg) 1回1錠 1日3回

処方B インデラル(10mg) 1回1錠 1日3回

処方C テノーミン(50mg) 1回1錠 1日1回

処方D セロケン(20mg) 1回1錠 1日3回

メモ

- プロプラノロール(インデラル®)の薬理作用は心拍数の低下,心収縮力の低下,刺激伝導系の伝導能低下.
- 禁忌:心不全,房室ブロック,気管支喘息,末梢血管不全.

1. よくある症状
期外収縮

ポイント❗

- 自覚症状として脈欠落，徐脈，胸部不快感などがあることもあるが，無症状のことも多い．
- 診断は心電図において行う．上室性期外収縮と心室性期外収縮に大別される．
- 症状が軽度の場合は，原則として治療を要しない．

自覚症状あり

処方A リーゼ（5mg）1回1錠　1日2～3回

処方B インデラル（10mg）1回1～2錠　頓用

頻発時

処方A サンリズム（50mg）1回1カプセル　1日3回

処方B アスペノン（10mg）1回2カプセル　1日2～3回

夜間に多い時

処方A リスモダン（100mg）1回1カプセル　1日3回

処方B シベノール（100mg）1回1錠　1日3回

心室性期外収縮

処方A サンリズム（50mg）1回2カプセル　1日2回

処方B メキシチール（100mg）1回1カプセル　1日3回

メモ

- 心室性期外収縮では，多形性あるいはR on T型（早期型）期外収縮を呈する例に多形性心室頻拍，心室細動を生じる危険性が高い➡専門医に紹介．

1. よくある症状

不眠症

ポイント❗

- 不眠は,
    - ①入眠障害
    - ②熟眠障害（中途覚醒）
    - ③早朝覚醒
    - ④睡眠時間短縮

  に分けられる.
- 不眠に対する睡眠薬の使用にあたっては，まず原因を明らかにし，不眠のタイプに適した薬を使用する．

入眠障害に対して

| 処方A | ハルシオン（0.125mgまたは0.25mg）1回1〜2錠　1日1回　眠前 |

| 処方B | アモバン（7.5mgまたは10mg）1回1錠　1日1回　眠前 |

| 処方C | マイスリー（5mgまたは10mg）1回1錠　1日1回　眠前 |

中途覚醒，熟眠障害，早朝覚醒に対して

| 処方A | レンドルミン（0.25mg）1回1〜2錠　1日1回　眠前 |

| 処方B | ロヒプノール（1mgまたは2mg）1回1〜2錠　1日1回　眠前 |

| 処方C | サイレース（1mg）1回1錠　1日1回　眠前 |

多夢，悪夢を伴う不眠症に対して

| 処方A | トリプタノール（10mg）1回1〜2錠　1日1回　眠前 |

不眠に対する不安が強い場合

| 処方A | ソラナックス（0.4mg）1回1錠　1日1回　夕食後 |

メ モ

- 高齢者では副作用が出やすいので多剤服用に注意を要する．
- 高齢者に特に注意しなければならないのは1回の多量服用である．

●主な睡眠薬（入眠薬）

一般名	商品名	剤形	規格(mg)	1回用量(mg)	1日回数	服薬時間
超短時間型：約6時間以内						
トリアゾラム	ハルシオン	錠	0.125・0.25	0.125〜0.5	1	眠前
ゾピクロン	アモバン	錠	7.5・10	7.5〜10	1	眠前
ゾルピデム酒石酸塩	マイスリー	錠	5・10	5〜10	1	眠前
エスゾピクロン	ルネスタ	錠	1・2・3	2	1	眠前*
短時間型：約12時間以内						
エチゾラム	デパス	錠	0.5・1	0.5〜1	1	眠前
ブロチゾラム	レンドルミン	錠	0.25	0.25	1	眠前
リルマザホン塩酸塩水和物	リスミー	錠	1・2	1〜2	1	眠前
ロルメタゼパム	ロラメット	錠	1	1〜2	1	眠前
	エバミール	錠				
中間型：約24時間以内						
ニメタゼパム	エリミン	錠	3・5	3〜5	1	眠前
フルニトラゼパム	ロヒプノール	錠	1・2	1〜2	1	眠前
	サイレース	錠				
エスタゾラム	ユーロジン	錠	1・2	1〜4	1	－
ニトラゼパム	ベンザリン	錠	2・5・10	5〜10	1	眠前
	ネルボン	錠	5・10	5〜10	1	眠前
長時間型：約30時間以上						
クアゼパム	ドラール	錠	15・20	20	1	眠前
フルラゼパム塩酸塩	ダルメート	カプセル	15	10〜30	1	眠前
	ベノジール	カプセル	10・15			
ハロキサゾラム	ソメリン	錠	5・10	5〜10	1	眠前
メラトニン受容体作動薬						
ラメルテオン	ロゼレム	錠	8	8	1	眠前

* 1回3mgを超えない．

1. よくある症状

浮　　腫

ポイント!

- 浮腫をみた時は，それが いかなる原因で起こったのかを速やかに，かつ できる限り確実に診断し，対処することが大切である．
- 浮腫の症状は原因疾患の経過，予後を判断する重要な手がかりとなることがしばしばある．
- 原因疾患の病型
    ① 局所浮腫
    ② 全身性浮腫（心臓性，腎臓性，肝疾患，飢餓，その他）
- 処方に伴い，副作用の出現（脱水，電解質異常）に留意が必要．

心臓性

処方A　ラシックス（20mg）1回1～2錠　1日1～2回 ｝併用可
　　　　アルダクトンA（25mg）1回1～2錠　1日1～2回
　　　　（ラシックス 単独 または 併用可）

処方B　ルプラック（4mg）1回1/2～2錠　1日1回　朝

腎臓性

処方A　ラシックス（20mg）1回1～2錠　1日1～2回 ｝併用可
　　　　アルダクトンA（25mg）1回1～2錠　1日1～2回

特発性

処方A　アルダクトンA（25mg）1回1錠　1日1～2回

メモ

- ループ利尿薬は低カリウム血症，脱水，代謝性アルカローシスを含む電解質異常に注意．
- K^+保持性利尿薬は高カリウム血症，低ナトリウム血症，長期使用はアルドステロンの上昇に注意．

●主な利尿薬

一般名	商品名	剤形	規格(mg)	1回用量(mg)	1日回数
サイアザイド系					
トリクロルメチアジド	フルイトラン	錠	1・2	2	1〜2 (8mgまで可)
ループ系					
フロセミド	ラシックス	錠	10・20・40	40〜80	1
ブメタニド	ルネトロン	錠	1	1〜2	1
ピレタニド	アレリックス	錠	3・6	3〜6	1〜2
アゾセミド	ダイアート	錠	30・60	60	1
トラセミド	ルプラック	錠	4・8	4〜8	1
カリウム保持性					
スピロノラクトン	アルダクトンA	錠	25・50	50〜100	1〜2
トリアムテレン	トリテレン	カプセル	50	50〜150	1〜3
その他					
アセタゾラミド	ダイアモックス	錠	250	250〜500	1〜2

メモ

1. よくある症状

発　　熱

ポイント❗

- 発熱の原因と病態が何であるかを考慮する．
- 発熱に対する対症療法（解熱薬）は必須ではない．発熱による苦痛が著しい時，頻脈などの随伴症状が強い時に行う．
- NSAIDs は日常診療で汎用されているが，副作用の頻度が高いので注意!!

処方A　カロナール　（200mg）1回1〜2錠　頓用

処方B　バファリン（330mg）1錠　頓用

処方C　ロキソニン（60mg）1〜2錠　頓用

処方D　ボルタレン（25mg）1〜2錠　頓用

処方E　アルピニー（200mg）坐剤　1〜2個　頓用
　　　　　（直腸挿入）1日1〜3回まで

メモ

- 原則として同一薬剤の長期投与は避けること．投与期間は5〜7日以内が望ましい．
- カロナールなどのアセトアミノフェン（AAP）は経口剤，坐剤とも投与後速やかに消化管から吸収される．効果は30分〜1時間で現れる．解熱作用は投与後約3時間でピークとなる．
- AAPは，過量投与などで肝障害が起こることが知られているが，常用量の範囲であれば比較的安全である．

1. よくある症状

発　疹

ポイント❗

- 全身（頭頂部から足のつま先まで）の皮疹を可能な限り観察し，鑑別疾患を考える．
- 発疹の部位，大きさ，広がり，形，色調などをよく観察する．
- 病歴を聴取し，病歴から予想される病態などから診断と治療を考える（判断が困難な時は，皮膚科に依頼する）．

外用薬

【顔】

処方A　ロコイド軟膏
　　　　　5g/本　1日1～2回塗布（クリームあり）

処方B　キンダベート軟膏
　　　　　5g/本（10・30・100g）1日1～2回塗布

【体　幹】

処方A　ネリゾナ軟膏　5g/本　1日1～2回塗布

処方B　リンデロンVG軟膏
　5g/本　1日1～2回塗布（クリーム・ローションあり）

【手　足】

処方A　マイザー軟膏　5g/本　1日1～2回塗布（クリームあり）

処方B　アンテベート軟膏　5g/本　1日1～2回塗布

内服薬（瘙痒に対して）

処方A ポララミン（2mg）1回1錠 1日3回 食後

処方B アレグラ（60mg）1回1錠 1日2回 朝・夕

処方C ジルテック（10mg）1回1錠 1日1回 眠前

メモ
- 重症例や診断が困難な場合は皮膚科に依頼する．
- ステロイド外用薬の処方は，治療経過に注意すること．

2. 呼吸器系

かぜ症候群
インフルエンザ
気管支炎
気管支喘息
慢性閉塞性肺疾患 (COPD)
過換気症候群

2. 呼吸器系

かぜ症候群

ポイント❗

- かぜ症候群とは，主に上気道の急性カタル性炎症の総称．
- 普通感冒，急性咽頭炎，上気道炎，鼻炎など．
- ウイルス感染の場合，通常，根治療法はなく，対症療法を行う．十分な睡眠と水分，栄養補給を第一とする．

感冒，微熱

処方A PL顆粒（配合顆粒） 1回1.0g 1日3回

処方B ツムラ葛根湯（エキス顆粒）1回2.5g 1日3回 食間

咳，微熱

処方A ソランタール（100mg）1回1錠 1日3回 ⎫
　　　 ムコソルバン（15mg）1回1錠 1日3回 ⎬ 併用可
　　　 アストミン（10mg）1回1錠 1日3回 ⎭

発　熱

処方A カロナール（200mg）1回1錠 頓用（1日3〜4回）

咽頭痛，微熱

処方A ブルフェン（100mg）1回1錠 1日3回 ⎫
　　　 PL顆粒 1回1.0g 1日3回　　　　　　 ⎪
　　　　　　　　　　　　　　　　　　　　　　⎬ 併用可
　　　 アズノールうがい液 4〜6mgを水または ⎪
　　　 微温湯約100mLに溶かして1日3〜4回　 ⎪
　　　 または SPトローチ（0.25mg）1回1錠 1日4回 ⎭

メモ

- 細菌感染徴候を説明し，必要に応じて抗菌薬を追加する．
- インフルエンザとの鑑別は迅速診断で行う．

2. 呼吸器系
インフルエンザ

ポイント❗

- インフルエンザウイルスは飛沫感染により，1〜3日間の潜伏期の後に突然の38℃以上の高熱，関節痛などの全身症状を主として発症する．

〔迅速診断〕
- インフルエンザウイルスを簡便に検出する方法．
- 10分程度でA型，B型を区別して判定できる．
- キット化されており，現在ではイムノクロマト法が多い．

処方A イナビル吸入粉末剤（20mg）
　1回40mgを1吸入または2吸入（予防1日1回20mg2日間吸入）

処方B タミフル（75mg）
　　　　　　　　　　1回1カプセル　1日2回　5日間

処方C リレンザ（5mg/ブリスター）
　　　　　　　　　　1回2ブリスター　1日2回

処方D シンメトレル（50mg）1回1錠　1日2回

発熱に対して

処方A カロナール（200・300mg）
　1回1錠　頓用（1日2〜3回）（1日1,500mgまで）

処方B ロキソニン（60mg）1回1錠　頓用（1日2〜3回）

メモ

- 高齢者で慢性疾患の治療中の患者などのハイリスク症例では，脱水，合併症に対して慎重に対処する．

2. 呼吸器系
気管支炎

ポイント❗

- 急性気道感染症で咳嗽の際立った症状があれば「痰」の有無にかかわらず，急性気管支炎と診断する．
- 急性気管支炎は「肺炎」の除外が重要である．

細菌の感染が疑われる場合

処方A　クラリシッド（200mg）1回1錠　1日2回
　　　または　クラリス（200mg）

処方B　サワシリン（250mg）1回1カプセル　1日3回

処方C　クラビット（500mg）1回1錠　1日1回

その他よく使われる抗菌薬

1. ルリッド（150mg）1回1錠　1日2回
2. ユナシン（375mg）1回1錠　1日2回

排痰促進のため去痰薬併用

処方A　ムコダイン（500mg）1回1錠　1日3回

処方B　ムコソルバン（15mg）1回1錠　1日3回

喘鳴や気管支攣縮の症状があれば気管支拡張薬を

処方A　テオドール（200mg）1回1錠　1日2回

処方B　メプチン（50μg）1回1錠　1日2回

夜間に咳が多い場合

処方A　ホクナリンテープ（2mg）1日1枚　貼付　眠前

全身状態良く，咳嗽のみ長びく場合

処方A　ツムラ麦門冬湯エキス顆粒
　　　　　　　　　　　1回3g　1日3回　食間

●主な抗菌薬

一般名	商品名	剤形	規格(mg)	1回用量(mg)	1日回数
アモキシシリン	サワシリン	錠	250	250	3〜4
		カプセル	125・250		
	パセトシン	錠	250		
		カプセル	125・250		
セファレキシン	ケフレックス	カプセル	250	250	6時間毎
セファクロル	ケフラール	カプセル	250	250	3
セフォチアム ヘキセチル塩酸塩	パンスポリンT	錠	100・200	100〜200	3
セフロキシム アキセチル	オラセフ	錠	250	250	3(食後)
セフテラム ピボキシル	トミロン	錠	50・100	50〜100	3
セフィキシム	セフスパン	カプセル	50・100	50〜100	2
セフポドキシム プロキセチル	バナン	錠	100	100	2(食後)
セフジトレン ピボキシル	メイアクトMS	錠	100	100	3(食後)
セフカペン ピボキシル塩酸塩水和物	フロモックス	錠	75・100	100	3(食後)
ミノサイクリン塩酸塩	ミノマイシン	錠	50・100	100〜200	1〜2
		カプセル			
エリスロマイシン	エリスロシン	錠	100・200	200	4〜6
ロキシスロマイシン	ルリッド	錠	150	150	2
クラリスロマイシン	クラリシッド	錠	200	200	2
	クラリス				
アジスロマイシン水和物	ジスロマック	錠	250・600	500	1(3日間)

2. 呼吸器系
気管支喘息

ポイント❗

- 典型的な症状として，発作性の呼吸困難，喘鳴，咳の反復などの症状が，夜・早朝に出現しやすいことが特徴である．
- 発作時の理学所見として高調性連続性ラ音（wheeze）を聴取するが，気道狭窄が軽度の時は強性呼吸音のみ聴取．
- アスピリン喘息にも注意．

軽度〜中等度発作時

処方A

① メプチン（50μg）1回1錠　1日2回　朝・夕
　オノン（112.5mg）1回2カプセル　1日2回　朝・夕
② サルタノールインヘラー（100μg/吸入）
　　　　　　1回2吸入（200μg）頓用吸入
　テオドール（200mg）1回1錠　1日2回　朝・夕

いずれかまたは併用可

処方B

① テオロング（200mg）1回1錠　1日2回
② メプチン（50μg）1回1錠　1日2回
　プレドニン（5mg）1回1〜3錠　1日1回　朝
③ フルタイドディスカス　1回100μg　1日3〜4吸入

いずれかまたは併用可

メモ

- 迅速に重症度の鑑別を行う．意識，会話の可否，起坐呼吸の有無，ラ音，動脈血酸素飽和度（SpO_2）の5項目で判断する．

文献
- 喘息予防・管理ガイドライン2012．日本アレルギー学会 喘息ガイドライン専門部会 監，協和企画，2012
- アレルギー疾患診断・治療ガイドライン2010．西間三馨 監，日本アレルギー学会．協和企画，2010

2. 呼吸器系

慢性閉塞性肺疾患（COPD）

ポイント

- COPDとは，これまで肺気腫，慢性気管支炎といわれていた疾患を統一した概念である．
- 対症的薬物療法が基本となる．
- 原因のほとんどが喫煙である．禁煙!!
- 薬物療法：気管支拡張薬，短時間作用型吸入薬，β_2刺激薬，吸入抗コリン薬など
- 専門医に依頼を．

β_2刺激薬

処方A　メプチンエアー（10μg/吸入）1回2吸入　1日3回

抗コリン薬

処方A　テルシガンエロゾル（100μg/噴霧）1回2吸入　1日3回

テオフィリン

処方A　テオロング（200mg）1回1錠　1日2回

副腎皮質ステロイド

処方A　プレドニン（5mg）1回4錠　1日1回　朝
（無効時は早急に中止，有効な場合は漸減へ）

メモ

- COPDは喫煙や大気汚染などが原因で生じる「肺の生活習慣病・現代病」である．
- 急性増悪期には早期に対処することが大切であるため，早期の受診をすすめておく．

文献
- COPD（慢性閉塞性肺疾患）診断と治療のためのガイドライン第4版．日本呼吸器学会．メディカルレビュー社，2013

●主な吸入薬

一般名	商品名	剤形	規格	1回用量	1日回数	使用上の注意
定量噴霧式吸入剤（MDI）						
β₂刺激薬						
サルブタモール硫酸塩	サルタノール	インヘラー	100μg/回	2吸入	—	・発作時のみ使用 ・次の吸入まで3時間あけること
プロカテロール塩酸塩水和物	メプチン	エアー	10μg/回	2吸入	1日4回まで	・発作時のみ使用 ・吸入後はうがいすること
抗コリン薬						
オキシトロピウム臭化物	テルシガン	エロゾル	100μg/回	1〜2吸入	1日3回	・吸入後はうがいすること
ステロイド薬						
ベクロメタゾンプロピオン酸エステル	キュバール	エアゾール	100μg/回	1吸入	1日2回	・口腔カンジダ症、嗄声を予防するため吸入後は必ずうがいすること ・毎日規則正しく吸入すること
フルチカゾンプロピオン酸エステル	フルタイド 50μg フルタイド100μg	エアゾール エアゾール	120吸入用 60吸入用	2吸入	1日2回	—
抗アレルギー薬						
クロモグリク酸ナトリウム	インタール	エアロゾル	1mg/回	2吸入	1日4回	
ドライパウダー式吸入剤（DPI）						
β₂刺激薬						
サルメテロールキシナホ酸塩	セレベント	ディスカス	50μg/回	1吸入	1日2回 朝・就寝前	・本剤は気管支喘息の急性症状を軽減させる薬剤ではない(作用は12時間持続する)

一般名	商品名	剤形	規格	1回用量	1日回数	使用上の注意
抗コリン薬						
チオトロピウム臭化物水和物	スピリーバ	吸入用カプセル	18 µg/カプセル	1カプセル	1日1回	・専用の吸入器で吸入 ・カプセルは使用する直前にアルミシートから取り出すこと ・手についた薬剤が目に入らないように注意する ・25℃を超える場所に保管しないこと
ステロイド薬						
ブデソニド	パルミコート	タービュヘイラー	100 µg/回, 200 µg/回	100〜400 µg	1日2回	・口腔カンジダ症,嗄声を予防するため吸入後は必ずうがいすること ・毎日規則正しく吸入すること
フルチカゾンプロピオン酸エステル	フルタイド	ディスカス	50・100・200 µg	100 µg	1日2回	—

《MDIとDPIの利点・欠点》

	利　点	欠　点
MDI	・小型で携帯しやすい ・発作時に利用しやすい	・噴霧と呼気を合わせる必要がある ・口腔内への薬剤の沈着率が高い
DPI	・噴霧と呼気を合わせなくてもよい ・噴霧剤が不要である	・呼吸機能が低い患者には使用できない ・口腔内への薬剤沈着率が高い

＊MDI：定量噴霧式吸入剤
　DPI：ドライパウダー式吸入剤

2. 呼吸器系
過換気症候群

ポイント!

- 過換気（過呼吸）による二酸化炭素（CO_2）の過剰排泄により$PaCO_2$が低下し，呼吸性アルカローシスを呈する病態．
- その多くは，何らかの心因的要因を契機として発作性に発症する．

処方A ソラナックス（0.4mg）1回1錠 1日3回

処方B メイラックス（1mg）1回1錠 1日2回

処方C セルシン（2mg）1回1錠 1日3回

メモ

- 「発作が起こっても決して死ぬことはない」と，患者が納得できるように説明する．
- 次に，病態を説明して不安，緊張感を軽減し，呼吸性アルカローシスの是正の治療を行う．

●主な抗不安薬

一般名	商品名	剤形	規格(mg)	1回用量(mg)	1日回数
短時間型					
エチゾラム	デパス	錠	0.25・0.5・1	0.5～1	3
クロチアゼパム	リーゼ	錠	5・10	5～10	3
フルタゾラム	コレミナール	錠	4	4	3
中間型					
ロラゼパム	ワイパックス	錠	0.5・1	0.5～1	2～3
アルプラゾラム	コンスタン	錠	0.4・0.8	0.4	3
	ソラナックス	錠			
ブロマゼパム	レキソタン	錠	1・2・5	2～5	2～3
	セニラン	錠	1・2・3・5		
長時間型					
フルジアゼパム	エリスパン	錠	0.25	0.25	3
メキサゾラム	メレックス	錠	0.5・1	0.5～1	3
クロルジアゼポキシド	コントール	錠	5・10	10～20	2～3
	バランス				
メダゼパム	レスミット	錠	2・5	10～30	1～3
クロキサゾラム	セパゾン	錠	1・2	1～4	3
オキサゾラム	セレナール	錠	5・10	10～20	3
ジアゼパム	セルシン	錠	2・5・10	2～5	2～4
	ホリゾン	錠	2・5		
超長時間型					
フルトプラゼパム	レスタス	錠	2	2	1～2
ロフラゼプ酸エチル	メイラックス	錠	1・2	1～2	1～2
その他（セロトニン1A部分作動薬）					
タンドスピロンクエン酸塩	セディール	錠	5・10・20	10	3

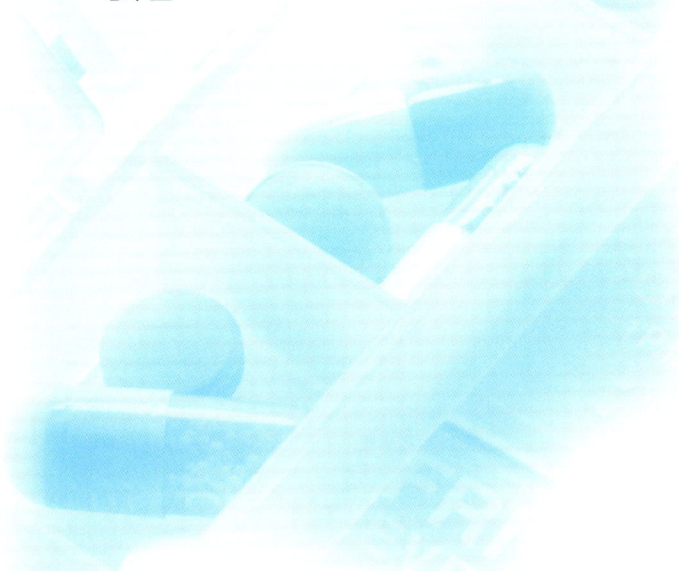

3. 循環器系

動脈硬化症（閉塞性動脈硬化症）
高血圧症
低血圧症
狭心症
心房細動・粗動
心不全

3. 循環器系
動脈硬化症（閉塞性動脈硬化症）

ポイント❗

- 閉塞性動脈硬化症（ASO）は脳血管疾患や冠動脈疾患を合併しやすく，生命予後不良の疾患である．
- ASOでは全身動脈硬化の一症状が足に出ていると認識し，全身の管理を行うべきである．
- 診断：問診と下肢動脈の触診に加え，足関節/上腕血圧比の測定が重要である．

脳，心血管イベント予防のため

処方A　バイアスピリン（100mg）1回1錠　1日1回
　　　または　バファリン（81mg）1回1錠　1日1回

処方B　パナルジン（100mg）1回1錠　1日2回

冷感，跛行などの症状がある場合

処方A　プレタールOD（100mg）1回1錠　1日2回

処方B　エパデールS　1回600mg　1日3回

処方C　アンプラーグ（100mg）1回1錠　1日3回

メモ

- 脳・心血管イベント予防のために抗血小板薬を基本に用いる．
- 運動療法として，1日2回・1日30分間以上の歩行を勧める．

文献
- 動脈硬化性疾患予防ガイドライン 2012年版．日本動脈硬化学会，2012

3. 循環器系

高血圧症

ポイント❗

- 高血圧は臨床上 140/90mmHg 以上で，家庭血圧は 135/85mmHg 以上を目安とする．
- 合併症について定期的にチェックする．
- 白衣高血圧，早朝高血圧，仮面高血圧にも注意をする．
- 初期治療で血圧が安定しない場合は，ACE 阻害薬，ARB，βブロッカーやαブロッカー薬を追加し併用する．

第一選択薬

処方A アムロジン または ノルバスク
（2.5mg または 5mg）1回1錠　1日1回　朝

処方B レニベース（5mg）1回1錠　1日2回　朝・夕

早朝高血圧

処方A カルデナリン（2mg または 4mg）1回1錠　1日1回　眠前

処方B ワイテンス（2mg）1回1錠　1日1回　眠前

白衣高血圧

処方A ディオバン（40mg）1回1〜2錠　1日1回

処方B アーチスト（10mg）1回1〜2錠　1日1回

Ca拮抗薬

処方A ノルバスク（2.5・5mg）1回1錠　1日1回

処方B カルブロック（8・16mg）1回1錠　1日1回

処方C アダラートCR（20・40mg）1回1錠　1日1回

アンジオテンシンⅡ受容体拮抗薬（ARB）/ACE阻害薬

- **処方A** ブロプレス（4～12mg）1回1錠　1日1回
- **処方B** ニューロタン（25～100mg）1回1錠　1日1回
- **処方C** オルメテック（10～40mg）1回1錠　1日1回
- **処方D** レニベース（5～10mg）1回1錠　1日1回
- **処方E** タナトリル（5～10mg）1回1錠　1日1回

利尿薬

- **処方A** フルイトラン（1～2mg）1回1～4mg　1日1～2回

β遮断薬（虚血性心疾患，頻脈性不整脈，慢性心不全）

- **処方A** テノーミン（25・50mg）1回50mg　1日1回
- **処方B** メインテート（5mg）1回1錠　1日1回

α遮断薬

- **処方A** カルデナリン（1～4mg）1回1～4mg　1日1回

α＋β遮断薬

- **処方A** アーチスト（2.5～20mg）1回10～20mg　1日1回

メモ

- 二次性高血圧の鑑別も忘れずに！

注意点 ＊ACE阻害薬の原則禁忌
- 血清クレアチニン <2.0mg/dL　・症候性低血圧
- 両側腎動脈狭窄例　　　　　・高カリウム血症

- 副作用

β遮断薬：心不全，徐脈，低血圧，気管支喘息
α遮断薬：起立性低血圧
ACE阻害薬：乾性咳嗽，腎障害，高カリウム血症
Ca拮抗薬：血管拡張による"のぼせ"時に徐脈

文献 ●高血圧治療ガイドライン2014．日本高血圧学会高血圧治療ガイドライン作成委員会 編，日本高血圧学会，2014

●主な降圧薬 《Ca拮抗薬》

一般名	商品名	剤形	規格(mg)	1回用量(mg)	1日回数
アムロジピンベシル酸塩	ノルバスク	錠	2.5・5・10	2.5〜5	1〜2朝食後、朝・夕食後
		OD錠(口腔内崩壊錠)			
	アムロジン	錠			
		OD錠(口腔内崩壊錠)			
ニフェジピン	アダラートL	錠	10・20	10〜20	2
	アダラートCR		10・20・40	20〜40	1
ベニジピン塩酸塩	コニール	錠	2・4・8	2〜4	1、朝食後
マニジピン塩酸塩	カルスロット	錠	5・10・20	10〜20	1
ニトレンジピン	バイロテンシン	錠	5・10	5〜10	1
バルニジピン塩酸塩	ヒポカ	カプセル	5・10・15	10〜15	1、朝食後
ニソルジピン	バイミカード	錠	5・10	5〜10	1
ニルバジピン	ニバジール	錠	2・4	2〜4	2
エホニジピン塩酸塩エタノール付加物	ランデル	錠	10・20・40	10〜20	1〜2
シルニジピン	アテレック	錠	5・10・20	5〜10	1、朝食後
ニカルジピン塩酸塩	ペルジピンLA	カプセル	20・40	20〜40	
アゼルニジピン	カルブロック	錠	8・16	8〜16	1、朝食後
ジルチアゼム塩酸塩	ヘルベッサー	錠	30・60	30〜60	3
	ヘルベッサーR	カプセル	100・200	100(200まで増量可)	1
ベラパミル塩酸塩	ワソラン	錠	40	40〜80	3

メモ

●主な降圧薬 《ACE阻害薬》

一般名	商品名	剤形	規格(mg)	1回用量(mg)	1日回数
デラプリル塩酸塩	アデカット	錠	7.5・15・30	15〜30	2, 朝夕
シラザプリル水和物	インヒベース	錠	0.25・0.5・1	0.5より開始 (最大:1日1回2mgまで)	1
テモカプリル塩酸塩	エースコール	錠	1・2・4	2〜4	1
トランドラプリル	オドリック	錠	0.5・1	1〜2	1
カプトプリル	カプトリル	錠	12.5・25	12.5〜25 (最大:1日150mg)	3
	カプトリル-R	カプセル	18.75	18.75〜37.5	2
キナプリル塩酸塩	コナン	錠	5・10・20	5〜20	1
ペリンドプリルエルブミン	コバシル	錠	2・4	2〜4 (最大:1日8mgまで)	1
リシノプリル水和物	ゼストリル	錠	5・10・20	10〜20	1
アラセプリル	セタプリル	錠	12.5・25・50	25〜37.5	1〜2
イミダプリル塩酸塩	タナトリル	錠	2.5・5・10	5〜10	1
ベナゼプリル塩酸塩	チバセン	錠	2.5・5・10	5〜10	1
トランドラプリル	プレラン	錠	0.5・1	1〜2	1
エナラプリルマレイン酸塩	レニベース	錠	2.5・5・10	5〜10	1
リシノプリル水和物	ロンゲス	錠	5・10・20	10〜20	1

メモ

●主な降圧薬 《アンジオテンシンⅡ受容体拮抗薬：ARB》

一般名	商品名	剤形	規格(mg)	1回用量(mg)	1日回数(最大量)
オルメサルタンメドキソミル	オルメテック	錠	5・10・20・40	10〜20	1（40mgまで可）
バルサルタン	ディオバン	錠	20・40・80・160	40〜80	1（160mgまで可）
ロサルタンカリウム	ニューロタン	錠	25・50・100	25〜50	1（100mgまで可）
カンデサルタンシレキセチル	ブロプレス	錠	2・4・8・12	4〜12	1（12mgまで可）
テルミサルタン	ミカルディス	錠	20・40・80	40	1（80mgまで可）
イルベサルタン	イルベタン	錠	50・100・200	50〜100	1（200mgまで可）

3 循環器系

●主な降圧薬《配合剤》

一般名	商品名	剤形	規格(mg)	1回用量	1日回数
ARB＋Ca拮抗薬					
バルサルタン・アムロジピンベシル酸塩配合	エックスフォージ	配合錠	バルサルタン　80mg アムロジピン　5mg	1錠	1
オルメサルタンメドキソミル・アゼルニジピン配合	レザルタス	配合錠LD	オルメサルタンメドキソミル　10mg アゼルニジピン　8mg	1錠	1
		配合錠HD	オルメサルタンメドキソミル　20mg アゼルニジピン　16mg		
テルミサルタン・アムロジピンベシル酸塩配合	ミカムロ	配合錠AP	テルミサルタン　40mg アムロジピン　5mg	1錠	1
		配合錠BP	テルミサルタン　80mg アムロジピン　5mg		
カンデサルタンシレキセチル・アムロジピンベシル酸塩配合	ユニシア	配合錠LD	カンデサルタンシレキセチル　8mg アムロジピン　2.5mg	1錠	1
		配合錠HD	カンデサルタンシレキセチル　8mg アムロジピン　5mg		

一般名	商品名	剤形	規格(mg)	1回用量	1日回数
ARB＋利尿薬					
ロサルタンカリウム・ヒドロクロロチアジド配合	プレミネント	配合錠LD	ロサルタンカリウム 50mg ヒドロクロロチアジド 12.5mg	1錠	1
		配合錠HD	ロサルタンカリウム 100mg ヒドロクロロチアジド 12.5mg		
カンデサルタンシレキセチル・ヒドロクロロチアジド配合	エカード	配合錠LD	カンデサルタンシレキセチル 4mg ヒドロクロロチアジド 6.25mg	1錠	1
		配合錠HD	カンデサルタンシレキセチル 8mg ヒドロクロロチアジド 6.25mg		
バルサルタン・ヒドロクロロチアジド配合	コディオ	配合錠MD	バルサルタン 80mg ヒドロクロロチアジド 6.25mg	1錠	1
		配合錠EX	バルサルタン 80mg ヒドロクロロチアジド 12.5mg		
テルミサルタン・ヒドロクロロチアジド配合	ミコンビ	配合錠AP	テルミサルタン 40mg ヒドロクロロチアジド 12.5mg	1錠	1
		配合錠BP	テルミサルタン 80mg ヒドロクロロチアジド 12.5mg		
Ca拮抗薬＋スタチン					
アムロジピンベシル酸塩・アトルバスタチンカルシウム	カデュエット	配合錠1番	アムロジピン 2.5mg アトルバスタチンカルシウム 5mg	1日1回 患者ごとに用量を決める	
		配合錠2番	アムロジピン 2.5mg アトルバスタチンカルシウム 10mg		
		配合錠3番	アムロジピン 5mg アトルバスタチンカルシウム 5mg		
		配合錠4番	アムロジピン 5mg アトルバスタチンカルシウム 10mg		

ARB：アンジオテンシンⅡ受容体拮抗薬

メモ

●主な降圧薬 《β遮断薬とαβ遮断薬》

一般名	商品名	剤形	規格(mg)	1回用量(mg)	1日回数
非選択性					
プロプラノロール塩酸塩	インデラル	錠	10	10〜20	3（1日120mgまで可）
	インデラルLA	徐放カプセル	60	60	1
カルテオロール塩酸塩	ミケラン	錠	5	15	1（最大：1日30mg）
ニプラジロール	ハイパジールコーワ	錠	3・6	3〜6	2（最大：1日18mg）
β₁選択性					
ベバントロール塩酸塩	カルバン	錠	25・50・100	50	2
メトプロロール酒石酸塩	セロケン	錠	20	20〜40	3（1日240mgまで可）
アテノロール	テノーミン	錠	25・50	50	1（最大：1日1回100mg）
ベタキソロール塩酸塩	ケルロング	錠	5・10	5〜10	1（最大：1日20mg）
αβ選択性					
カルベジロール	アーチスト	錠	1.25・2.5・10・20	10〜20	1
ラベタロール塩酸塩	トランデート	錠	50・100	50	3（1日450mgまで可）
アロチノロール塩酸塩	アロチノロール塩酸塩「DSP」	錠	5・10	10	2（1日30mgまで可）

3 循環器系

メモ

3. 循環器系
低血圧症

ポイント❗

- 低血圧は，一般的には収縮期圧100mmHg以下をいう．本態性低血圧で症状がなければ治療はしない．
- 原因疾患の有無，持続性か，一過性か，反復性か，症状の軽重などを確認する．
- 起立性低血圧は，臥位から立位になった時に収縮期圧20mmHg以上，または拡張期圧10mmHg以上，下がる場合をいう．

| 処方A | リズミック（10mg）1回1錠　1日2回 |

| 処方B | メトリジン（2mg）1回1錠　1日2回 |

| 処方C | エホチール（5mg）1回1～2錠　1日3回 |

不定愁訴あり

| 処方A | セレナール（10mg）1回1錠　1日3回 |

| 処方B | デパス（0.5mg）1回1錠　1日3回 |

| 処方C | ワイパックス（0.5mg）1回1錠　1日2回 |

メモ

- 昇圧薬では心悸亢進や不整脈，特に前立腺肥大のある患者での尿閉や緑内障患者の眼圧上昇に注意する．

3. 循環器系

狭 心 症

ポイント

- 労作性狭心症か不安定狭心症かを鑑別する．
- 経過での分類：安定狭心症，不安定狭心症に分ける．
- いずれにしろ，循環器科専門医に依頼する．

狭心症発作に対して

処方A ニトロペン（0.3mg）1回1錠 舌下頓用

処方B ミオコールスプレー（0.3mg）1回1噴霧 舌下噴霧

安定時

処方A バイアスピリン（100mg）1回1錠 1日1回 朝 ┐併用可
テノーミン（25mg）1回1錠 1日1回 朝 ┘

処方B シグマート（5mg）1回1錠 1日3回

処方C アイトロール（20mg）1回1錠 1日2回

処方D フランドルテープ（40mg）1回1枚 貼付 起床時→眠前まで

または ニトロダームTTS（25mg）1回1枚 貼付 起床時→眠前まで

メモ　**注意点** ＊ニトロペンなど硝酸薬は頭痛，血圧低下に注意．
- 冠動脈造影検査が必要である（器質性狭心症か冠攣縮狭心症かを知る）．

文献
- 循環器病の診断と治療に関するガイドライン（2006年度合同研究班報告）：急性冠症候群の診療に関するガイドライン（2007年改訂版），2007

3. 循環器系
心房細動・粗動

ポイント❗

- 発作性（一過性）と慢性とがある．
- 心房細動は，稀に器質的疾患のない，いわゆる正常心であっても精神的ストレス，過食後，外傷や感染の機会に一過性にみられたり，時には慢性にみられたりすることがある．

発作性

処方A　サンリズム（50mg）1回1カプセル　頓用
　　　　＊効果発現まで90分．

夜間に発作が多い

処方A　リスモダン〔錠〕　1回100mg　1日3回

高血圧を伴っており発作の頻度が比較的高い

処方A　ワーファリン〔錠〕1回3mg　1日1回　朝 ｝併用可
　　　　ディオバン〔錠〕1回80mg　1日1回　朝

処方B　タンボコール（50mg）1回1錠　1日2回
　　　　　　　　　　　　朝・夕（200mgまで増量可）

メモ

- 治療の目的
  ① 心拍数のコントロールと心機能の改善．
  ② 心房細動の除細動を行って，洞調律に変換することである．
- 生命予後は比較的良好であるが，血栓形成により脳硬塞などの血栓，塞栓をきたすことがあるので注意を．
- 抗不整脈薬による予防は困難である．

文献　● 循環器病の診断と治療に関するガイドライン（2008年度合同研究班報告）：不整脈薬物治療に関するガイドライン（2009年改訂版）．2009

3. 循環器系
心不全

ポイント❗

- 心疾患のために心機能低下となり，必要なだけの血液を送り出すことができなくなる状態．
- だるさや浮腫，呼吸困難の症状が多く，進行すると生命の危険に及ぶ．
- 症状や身体所見や血液中のBNP測定により診断する．
- 専門医に紹介する時：心不全の4段階あるステージ（A〜D）の2段階以上．

利尿薬

処方A　ラシックス（20mg）1回1錠　1日1〜2回　朝・昼
　　　　　　　　　（40mg）1回1錠　1日1回　朝

ACE阻害薬

処方A　レニベース（2.5mg または 5mg）
　　　　　1回1錠　1日1回　朝 または 1日2回　朝・夕

β遮断薬

処方A　アーチスト（1.25・2.5mg）
　　　　　開始：1回1.25mg　1日2回
　　　　　維持：1回2.5〜10mg　1日2回
　　　　　　　　（20mg/日まで増量可）

メモ

- かつての最大の原因は心臓弁膜症であったが，最近は僧帽弁逆流や石灰化大動脈狭窄症，さらに虚血性心臓病，特発性心筋症，高血圧性心臓病，心房細動などがある．
- ステージA：血圧や血糖値，コレステロールのコントロールを厳重に行う．
- 高血圧の治療はACE阻害薬やアンジオテンシンⅡ受容体拮抗薬（ARB）を用いる．

4. 消化器系

逆流性食道炎
機能性ディスペプジア
急性・慢性胃炎
胃・十二指腸潰瘍（消化性潰瘍）
ヘリコバクター・ピロリ除菌
感染性胃腸炎
過敏性腸症候群
肝機能障害
脂肪肝：NASH（non-alcoholic steatohepatitis）
痔　核

4. 消化器系
逆流性食道炎

ポイント❗

- 通常，胸やけ，胸部痛，胸部不快感を訴えるが，咽頭違和感，慢性咳嗽などの症状もある．
- 確定診断：病態とその程度は上部消化管内視鏡検査を行う．
- 鑑別診断：狭心症，食道癌

初期治療：プロトンポンプ阻害薬（PPI）が第一選択薬

処方A パリエット（10mg または 20mg）1回1錠 1日1回
朝食後 または 夕食後

処方B タケプロンOD（30mg）1回1錠 1日1回
朝食後 または 夕食後

維持療法

処方A ガスター（20mg）1回1錠 1日1～2回

処方B オメプラール（10mg）1回1錠 1日1回
朝食後 または 夕食後

処方C ナウゼリン（10mg）1回1錠 1日3回
または プリンペラン（5mg）1回2錠 1日3回
または ガスモチン（5mg）1回1錠 1日3回
（処方A または B に併用）

メモ

生活指導

①過食，高カロリー食，高脂肪食を控えること．
②食後すぐに寝ないこと．
③肥満は腹腔内圧が高く，胃酸逆流の原因となることが多い．

4. 消化器系
機能性ディスペプジア

ポイント!

- 胃痛・胃のもたれ，胸やけや食後の不快感があるなどの上腹部を中心とする症状がディスペプジアと呼ばれている．
- 内視鏡検査などで，潰瘍や癌などの器質的疾患がないにもかかわらずディスペプジア症状を訴える患者を，「機能性ディスペプジア」と呼んでいる．
- 胃酸を原因とする場合が多いので，まず第一選択薬は，酸分泌抑制薬と考えられている．

処方A	タケプロンOD（15mg）1回1錠　1日1回
	ガスモチン（5mg）1回1錠　1日3回
	ベリチーム（配合顆粒）1回0.4〜1.0g　1日3回

処方B	ガスター（10mg）1回1錠　1日2回　朝・夕
	ガナトン（50mg）1回1錠　1日3回

漢方処方A	ツムラ六君子湯エキス顆粒
	2.5g/包　1回1包　1日3回　食間

メモ

- ドグマチール，プリンペラン，ガナトンは，長期投与で稀に錐体外路症状（手のふるえ）や高プロラクチン血症による乳汁分泌を呈することがある．
- 日常診療で患者のストレスや不安を理解しながら，患者の信頼を得ることにより治療効果のあがることがある．

4. 消化器系
急性・慢性胃炎

ポイント❗

- 患者が胃炎として理解している臨床症状と，内視鏡，病理所見の一致しないことが多い．
- 症状改善の基本は，胃酸分泌抑制・中和，胃運動調整などの薬理学的な治療をする．

急性胃炎

処方A ガスター（10mg）1回1錠 1日2回 〕併用可
マーズレンS配合顆粒 1回0.7g 1日3回

処方B ザンタック（150mg）1回1錠 1日2回 〕併用可
セルベックス（50mg）1回1カプセル 1日3回

慢性胃炎

処方A ガスモチン（5mg）1回1錠 1日3回 〕併用可
ムコスタ（100mg）1回1錠 1日3回

処方B ガスター（10mg）1回1錠 1日2回 〕併用可
ガスロンN・OD（2mg）1回1錠 1日2回

メモ

- 一般には病因，誘因の除去，食事制限，胃内の安静を指導する．
- 悪心が強い場合には制吐薬，疼痛が強い場合には抗コリン薬を投与する．

4. 消化器系
胃・十二指腸潰瘍（消化性潰瘍）

ポイント❗

- 胃酸以外の成因として、*H.pylori*感染とNSAIDs（非ステロイド性抗炎症薬）の内服の有無は、治療法選択のために重要である．
- 内服治療の場合はPPI（プロトンポンプ阻害薬）が第一選択薬である．

急性期

処方A　タケプロン（30mg）1回1カプセル　1日1回　朝 ｜併用可
　　　　　アルサルミン〔細粒〕　1回1.0g　1日3回

処方B　パリエット（20mg）1回1錠　1日1回　朝 ｜併用可
　　　　　ムコスタ（100mg）1回1錠　1日3回

治癒期

処方A　ザンタック（150mg）1回1錠　1日2回 ｜併用可
　　　　　セルベックス（50mg）1回1カプセル　1日3回

維持療法

処方A　アシノン（150mg）1回1錠　1日1回　朝

メモ

- NSAIDs起因性潰瘍は、しばしば無症状である．したがってNSAIDs服用者には定期的に上部消化管内視鏡検査を行うことをすすめる．
- 消化性潰瘍は、NSAIDsを服用していない患者のほとんどはピロリ菌感染によるものと考えられている．上部消化管内視鏡下で検査して陽性であれば除菌する．

文献　● EBMに基づく胃潰瘍診療ガイドライン　第2版　—*H. pylori*二次除菌保険適用対応—．胃潰瘍ガイドラインの適用と評価に関する研究班．じほう，2007

●主な胃・十二指腸潰瘍治療薬

一般名	商品名	剤形	規格(mg)	1回用量(mg)	1日回数	服薬時間
プロトンポンプ阻害薬（PPI）						
オメプラゾール	オメプラゾン	錠	10・20	20	1	朝食後
	オメプラール	錠	10・20	20	1	朝食後
ランソプラゾール	タケプロン	カプセル	15・30	30	1	朝食後
		OD錠			1	朝食後
ラベプラゾールナトリウム	パリエット	錠	10・20	10（病状により20)	1	朝食後
エソメプラゾール	ネキシウム	カプセル	10・20	20	1	朝食後
H₂受容体拮抗薬						
ニザチジン	アシノン	錠	75・150	150	2	朝食後、眠前
				300	1	眠前
ロキサチジン酢酸エステル塩酸塩	アルタット	カプセル	37.5・75	75	2	朝食後、眠前または夕食後
				150	1	眠前
ファモチジン	ガスター	錠	10・20	20	2	朝食後、夕食後または眠前
				40	1	眠前
ラニチジン塩酸塩	ザンタック	錠	75・150	150	2	朝食後・眠前
				300	1	眠前
シメチジン	タガメット	錠	200・400	200	4	朝食後、眠前
				400	2	朝食後・眠前
ラフチジン	プロテカジン	錠	5・10	10	2	朝食後、夕食後または眠前
防御因子増強薬						
トロキシピド	アプレース	錠	100	100	3	毎食後
スクラルファート水和物	アルサルミン	細粒	90%（900mg/g)	1〜1.2g	3	毎食後
エカベトナトリウム	ガストローム	顆粒	66.7%（667mg/g)	1g（本剤1.5g)	2	朝食後, 眠前
イルソグラジンマレイン酸塩	ガスロンN	錠	2・4	2〜4	2	朝・夕食後

一般名	商品名	剤形	規格(mg)	1回用量(mg)	1日回数	服薬時間
防御因子増強薬 つづき							
ミソプロストール	サイテック	錠	100μg・200μg	200μg	4	毎食後, 眠前
テプレノン	セルベックス	カプセル	50	50	3	毎食後
		細粒	10% (100mg/g)			
セトラキサート塩酸塩	ノイエル	カプセル	200	200	3	毎食後
		細粒	40% (400mg/g)			
ポラプレジンク	プロマック	顆粒	15% (150mg/g)	75	2	朝食後, 眠前
	プロマックD	錠(口腔内崩壊錠)	75			
レバミピド	ムコスタ	錠	100	100	3	毎食後
		顆粒	20% (200mg/g)			
ゲファルナート	ゲファニール	カプセル・ソフトカプセル	50・100	50〜100	3	毎食後
		細粒	10% (100mg/g)			
アズレンスルホン酸ナトリウム・L-グルタミン配合顆粒	マーズレンS	配合顆粒	アズレンスルホン酸ナトリウム 3mg L-グルタミン 990mg	0.5〜2.66	3	毎食後

4 消化器系

メモ

4. 消化器系
ヘリコバクター・ピロリ除菌

ポイント❗

- NSAIDsを中止，あるいは内服していない場合は，*H.pylori*の検査を行い，*H.pylori*陽性で除菌療法の適応となれば除菌を行う．
- *H.pylori*除菌が潰瘍再発の予防になる．
- 除菌判定には，尿素呼気試験を行う．

処方A　ランサップ800　1シート　（7日間）
　　　　3剤1シート ｛ タケプロン（30mg）1回1カプセル　1日2回
　　　　　　　　　　　アモリン（250mg）1回3カプセル　1日2回
　　　　　　　　　　　クラリス（200mg）1回2錠　1日2回

処方B　パリエット（10mg）1回1錠　1日2回 ｝
　　　　アモリン（250mg）1回3カプセル　1日2回　併用
　　　　クラリス（200mg）1回1錠　1日2回
　　　　　　　　　　　　　　　　　　7日間

*H.pylori*二次除菌療法

処方A　パリエット（10mg）1回1錠　1日2回
　　　　サワシリン（250mg）1回3カプセル　1日2回　併用
　　　　フラジール（250mg）1回1錠　1日2回
　　　　　　　　　　　　　　　　　　7日間

メモ

- 現在，*H.pylori*の除菌療法が消化性潰瘍再発防止の治療として一般化している．

文献
- *H.pylori* 感染の診断と治療のガイドライン2009改訂版．日本ヘリコバクター学会ガイドライン作成委員会，2009

4. 消化器系

感染性胃腸炎

ポイント!

- 原因は，細菌性，ウイルス性，真菌性，寄生虫に大別される．
- 本邦においては，サルモネラ菌，腸炎ビブリオ，カンピロバクター，黄色ブドウ球菌，腸管出血性大腸菌：O-157の発生頻度が高い．
- 治療方針を決定するうえで，患者の重症度，年齢，基礎疾患，起炎菌を考慮する．

成人軽症

処方A クラビット（500mg） 1回1錠　1日1回　朝
　　　　 ラックビー　1～2錠　1日3回

処方B ホスミシン（500mg） 1回1錠　1日3～4回
　　　　 エントモール散　1回1g　1日3～4回

メモ

- 初期治療としては，クラビットなどのニューキノロン系抗菌薬を第一選択薬とする．
- 培養で原因菌が確定した時点で，抗菌薬を再検討する．
- 細菌性下痢の場合，止痢作用の強力な塩酸ロペラミドなどは，感染の長期化を助長する傾向があり，使用は控える．

4. 消化器系
過敏性腸症候群

ポイント❗

- 腸管の機能異常による，腹部不快感や腹痛を伴う便通異常である．
- タイプは便秘型，下痢型，交替性便通異常型．
- 症　状
  ・排便によって腹痛は軽快することが多い．
  ・腹痛の頻度は年に6回以上で，それぞれ3週間以上続く．
- 器質性疾患を除外する．
- 心因性要因による発症が密接に関与する．
  （心療内科や精神科へ依頼する）

便秘型

処方A　セルシン（2mg）1回1錠　1日3回 ｝併用可
　　　　　トランコロン（7.5mg）1回2錠　1日3回
　　　　　酸化マグネシウム　1回0.5～1.0g　1日3回

- ガス症状が強い時
　　　　　ガスコン（80mg）1回1錠　1日3回　追加

下痢型

処方A　セレナール（5mg）1回1錠　1日3回 ｝併用可
　　　　　コロネル（500mg）1回1錠　1日3回
　　　　　ミヤBM（20mg）1回1錠　1日3回

- 下痢が強い時
　　　　　ロペミン（1mg）1回1カプセル　1日2回　追加

下痢型：ロペミン　1回1mg　1日2回
便秘型：酸化マグネシウム　1回0.5g　1日1～4回
混合型：ポリフルまたはコロネル　1回0.5～1.0g　1日3回
腹　痛：セレキノン　1回100～200mg　1日3回

メモ
生活指導
- 精神的ストレス，肉体的過労を避ける．
- 精神的ストレスの原因を知り，解決のため患者とともに努力する．

●主な消化管運動機能改善薬

一般名	商品名	剤形	規格(mg)	1回用量(mg)	1日回数	服薬時間
モサプリドクエン酸塩	ガスモチン	錠	2.5・5	5	3	食前または食後
イトプリド塩酸塩	ガナトン	錠	50	50	3	食前
ポリカルボフィルカルシウム	コロネル	錠	500	500〜1000	3	食後に水とともに服用
トリメブチンマレイン酸塩	セレキノン	錠	100	100〜200	3	毎食後
ドンペリドン	ナウゼリン	錠	5・10	10	3	食前
メトクロプラミド	プリンペラン	錠	5	5〜10	3	食前
ポリカルボフィルカルシウム	ポリフル	錠	500	500〜1000	3	食後に水とともに服用
オキセサゼイン	ストロカイン	錠	5	5〜10	3	毎食後
メペンゾラート臭化物	トランコロン	錠	7.5	15	3	毎食後
ラモセトロン塩酸塩	イリボー	錠	2.5・5μg	2.5〜5μg	1	朝食後(頓用)

メモ

4. 消化器系
肝機能障害

ポイント❗

- ●アルコール性肝障害
- ・日本酒3合/日，またはビール3本/日 相当以上の連日飲酒で発症することが多い（個人差がある）．
- ●薬物性肝障害
- ・原因となった薬物を早期に発見し，服用を中止する．
- ・起因薬物の服用中止後，2週間以上経過をみて，病型に応じて薬物治療を行う．

アルコール性肝障害

処方A　ビタメジン（25mg）1回1カプセル　1日3回 ｜併
　　　　　パントシン（100mg）1回1錠　1日3回 ｜用
　　　　　EPL（250mg）1回2カプセル　1日3回 ｜可

薬物性肝障害

処方A　グリチロン　1回2錠　1日3回

処方B　タチオン（100mg）1回1錠　1日3回

胆汁うっ滞型

処方A　ウルソ（100mg）1回2錠　1日3回
　　　　　＊下痢予防には消化酵素薬を併用．

メモ

- ●アルコール性脂肪肝は可逆性で，禁酒と高ビタミン，低脂肪食で改善する．
- ●薬物性肝障害は，患者に起因薬物を十分に説明して，今後服用しないように指導する．

4. 消化器系
脂肪肝：NASH (non-alcoholic steatohepatitis)

ポイント❗

- 脂肪肝とは肝細胞に中性脂肪が蓄積した病態である．
- アルコール性と非アルコール性（NASH）に大別される．
- NASHはほとんど飲酒歴がなく，ウイルス性肝炎や自己免疫性肝炎など原因の明らかなものを除外した肝への脂肪沈着を認めるものである．
- その大部分の要因は，肥満，糖尿病，高インスリン血症，脂質異常症などに伴っている．

適応症例に注意して処方する

処方A EPL（250mg）1回1〜2カプセル
1日3回　毎食後

処方B ユベラNソフトカプセル（200mg）1回1カプセル
1日3回　毎食後

処方C ベザトールSR（200mg）1回2錠
1日2回　朝・夕食後

処方D グリコラン（250mg）1回1錠
1日2回　朝・夕食後

メモ

- 原疾患による生活指導とともに薬物療法が必要である．
- NASHは肝硬変，肝細胞癌へ進展することがあることを説明する．

4. 消化器系

痔　核

ポイント❗

- 肛門管のうっ血と弾性線維の断裂で，歯状線より口側を内痔核，皮膚外側を外痔核という．
- 内痔核は内臓神経支配のため痛みはなく，出血（鮮血）が特徴である．
- 直腸癌との鑑別が大切である．

処方A　プロクトセディル軟膏（2g/本）　1日1～2回　塗布
　　　または　プロクトセディル坐薬　1回1個　1日1～2回

処方B　ネリプロクト軟膏（2g/本）　　1日1～2回　注入

処方C　強力ポステリザン軟膏（2g/本）1回1個　排便後
　　　　塗布　または　注入

痔ろうで抗菌薬を使用する場合

処方A　フラジール（250mg）　1回1錠　1日3回

処方B　クラビット（500mg）　1回1錠　1日1回　朝食後

メモ

- 痔核治療の基本は，まず患部の清潔，血液循環の改善，便秘の解消などの保存的治療を行う．
- 便秘やいきみの習慣は痔核を増悪させるので，緩下剤を投与して便通を整える．
- 薬物療法としては，痔核の浮腫，腫脹などによる疼痛や出血を軽減する効果を期待し，ステロイド含有の坐剤を使用する．

[生活指導]
- 肛門洗浄：清潔にすることが，発症を抑え増悪を予防する．

●主な痔疾患治療薬

一般名	商品名	剤形	規格	用法・用量
トリベノシド・リドカイン配合	ボラザG	坐剤	—	1回1個，1日2回
		軟膏	2.4g	内痔核：1回1容器分，1日2回朝夕 裂肛，外痔核：1日2回朝夕，患部に塗布または注入
大腸菌死菌	ポステリザン	軟膏	25g	1日1～3回，患部に塗布または注入
大腸菌死菌・ヒドロコルチゾン配合	ポステリザンF	坐剤	1.5g/個	1回1個，1日1～3回
リドカイン・アミノ安息香酸エチル・次没食子酸ビスマス配合	ヘルミチンS	坐剤	—	1回1個，1日1～3回
ヒドロコルチゾン・フラジオマイシン硫酸塩等配合	プロクトセディル	坐剤	1.84g/個	1回1個，1日1～3回
		軟膏	2g，15g	1日1～3回，患部に塗布または注入
ジフルコルトロン吉草酸エステル・リドカイン配合	ネリプロクト	坐剤	—	1回1個，1日2回
		軟膏	2g，10g	1日2回，肛門内に注入

●参考

ステロイド含有薬	非ステロイド薬
ネリプロクト軟膏・坐剤	ボラザG軟膏・坐剤
プロクトセディル軟膏・坐剤	ポステリザン軟膏
強力ポステリザン軟膏	

5. 血液系

鉄欠乏性貧血
血管性紫斑

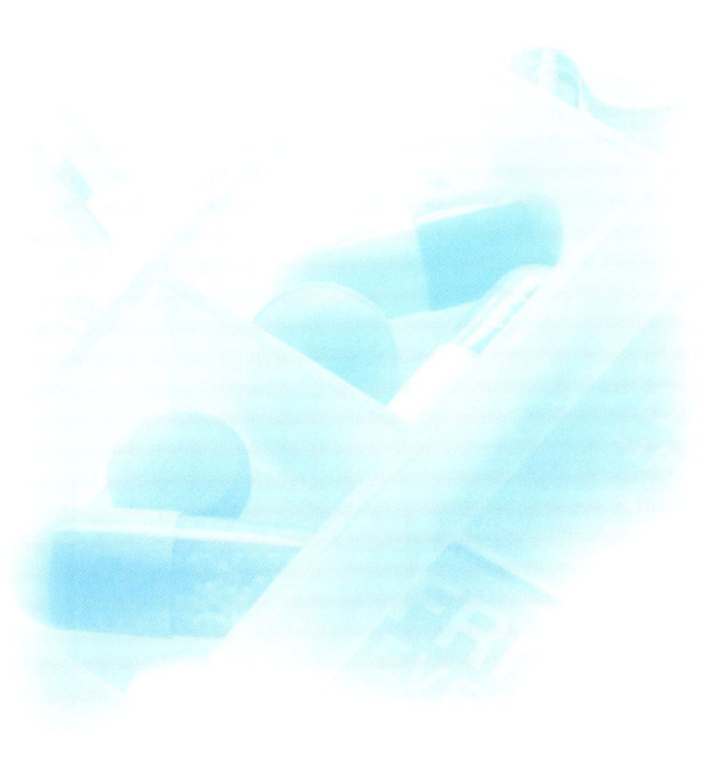

5. 血液系
鉄欠乏性貧血

ポイント❗

- 鉄欠乏性貧血であることの診断.
- 原因としては,消化管,痔核,性器よりの出血が多い.女性では月経による出血,子宮筋腫,子宮癌などの検索が重要.
- 鉄剤は貯蔵鉄が回復するまで投与する.過剰投与に注意.

処方A フェロミア(50mg) 1回1錠 1日1〜2回

処方B フェロ・グラデュメット(105mg) 1回1錠 1日1回 夕

処方C フェルム(100mg) 1回1カプセル 1日1回

メモ

注意点 ＊鉄剤服用中は便が黒色になることを伝える.
＊最も多い副作用は悪心,嘔吐,食欲不振などである.
- 基本的には経口鉄剤投与から始める.
- 鉄剤は貯蔵鉄が回復するまで(約2ヵ月以上)投与するが,過剰投与に注意が必要.

5. 血液系
血管性紫斑

ポイント❗

- ●原因疾患の治療
  血小板異常，凝固因子異常，血管炎，血管壁ないし血管支持組織の脆弱，異常蛋白症，血管内圧上昇．
- ●抗炎症薬の使用，患部の安静，そして血液循環の改善を治療の基本とする．

皮膚型（軽症例）

処方A セルテクト（30mg） 1回1錠 1日2回 ┓併用可
インテバンSP（25mg） 1回1カプセル 1日2回 ┛

すべての血管炎に対して

処方A アドナ（30mg） 1回1錠 1日3回 ┓
シナール配合顆粒 1回1.0g 1日3回 ┣併用可
トランサミン（250mg） 1回1錠 1日3回 ┛

メモ

- ●安静と血管強化薬が基本である．
- ●基礎疾患に対する治療も忘れないこと．

6. 内分泌・代謝系

高尿酸血症
痛風発作
高中性脂肪血症
脂質異常症
2型糖尿病 (軽症〜中等症)
甲状腺機能亢進症
甲状腺機能低下症
高カリウム血症

6. 内分泌・代謝系
高尿酸血症

ポイント

- 尿酸値 8.0mg/dL を薬物療法開始の目安とする．
- 治療は尿酸排泄低下型と尿酸産生過剰型とで異なる．
- 高尿酸血症の患者では，酸性尿の頻度が高く，高率に尿路結石を合併する．

尿酸排泄低下型

処方A ユリノーム (25mg) 1回1〜2錠　1日1〜2回 ⎫ 併用可
　　　　ウラリット-U配合散　1回1.0g　1日2回　⎭

処方B ベネシッド (250mg) 1回1〜2錠　1日2回 ⎫ 併用可
　　　　ウラリット-U配合散　1回1.0g　1日2回　⎭

尿酸産生過剰型

処方A ザイロリック (100mg) 1回1〜2錠　1日1〜2回

尿酸結石合併例に対して

処方A ザイロリック (100mg) 1回1〜3錠　1日2回 ⎫ 併用可
　　　　ウラリット-U配合散　1回1.0g　1日2回　⎭

メモ

- 食事療法を指導する．
- 尿酸コントロール薬投与中は定期的に副作用のチェックを．

[注意点]
* ユリノームによる重篤な肝障害の副作用がある．
* ユリノームは肝障害合併例では禁忌である．

文献
- 高尿酸血症・痛風の治療ガイドライン 第2版. 日本痛風・核酸代謝学会ガイドライン作成委員会 編, メディカルレビュー社, 2010

●主な尿酸降下薬

一般名	商品名	剤形	規格(mg)	1回用量(mg)	1日回数
尿酸排泄促進薬					
プロベネシッド	ベネシッド	錠	250	250	1〜4
ブコローム	パラミヂン	カプセル	300	300	1〜3
ベンズブロマロン	ユリノーム	錠	25・50	25〜50	1〜2
	(後)ナーカリシン	錠	25・50		1〜3
	(後)ベンズマロン	錠	25・50		
尿酸生成抑制薬					
アロプリノール	ザイロリック	錠	50・100	100	1〜3
	(後)アロシトール	錠	50・100	50	1〜2
	(後)サロベール	錠	50・100	100	1〜3
	(後)リボール	錠	50・100	50〜100	1〜2
フェボキソスタット	フェブリク（10mgより開始し漸増1日60mgまで可）	錠	10・20・40	20〜40	1
アルカリ化療法剤					
クエン酸カリウム・クエン酸ナトリウム水和物	ウラリット-U配合	散		0.5〜1.5	2〜4

（後）：後発薬剤

メモ

6. 内分泌・代謝系
痛風発作

ポイント❗

- 痛風発作中には尿酸降下薬の治療は行わない．
- 痛風発作に対して非ステロイド性抗炎症薬（NSAIDs）を比較的大量に用いる．
- コルヒチンは発作予防に用いる．

痛風発作期

処方A ナイキサン（100mg）1回3錠　3時間ごとに（1日3回まで）

処方B ニフラン（75mg）1回3錠　3時間ごとに（1日3回まで）

発作回復期

処方A ナイキサン（100mg）1回3錠　1日2回

処方B ニフラン（75mg）1回1錠　1日3回

発作予防

処方A コルヒチン（0.5mg）1回1錠　頓用（1回のみ服用）

メモ

- 発作間欠期は無症状．肥満，過食，大量飲酒，ストレスは誘因となりやすい．

注意点
＊高齢者，胃腸障害，腎障害合併例などで，NSAIDsの投与量を適宜調節する．

6. 内分泌・代謝系
高中性脂肪血症

ポイント

- 高中性脂肪血症の治療開始の目安は800mg/dLを超える場合で，動脈硬化と急性膵炎の予防の2点より，リスクとして長期管理する．
- 低脂肪食，単純糖質を控える．禁酒を忘れずに！
- 治療のためには，LDL-コレステロールの管理は必須である．

処方A ベザトールSR（200mg）1回1錠 1日2回 朝・夕食後
　　　または ベザリップ（200mg）1回1錠 1日2回

処方B ペリシット（250mg）1回1錠 1日3回 食後

処方C エパデールS（600mg）1回1包 1日3回

処方D リピディル（53.3・80mg）1回1～2錠 1日1～2回

メモ

- 生活習慣の改善を1～3ヵ月施行して効果が認められない場合，薬物療法を開始する．
- 高中性脂肪血症で1,000mg/dLを超える場合，急性膵炎に注意．それ以下の場合でも，動脈硬化症のリスクとして長期的に管理する．

食事指導

- 糖質とアルコールを制限する．
- 糖質を総カロリーの50%以下とする．
- 禁酒，食事療法，運動療法，減量などの生活習慣病の改善を指導する．

文献 ● 動脈硬化性疾患予防ガイドライン 2012年版．日本動脈硬化学会，2012

6. 内分泌・代謝系
脂質異常症

ポイント!

- 高脂血症は主にコレステロールや中性脂肪（TG）が正常値以上に増加した状態である．
- 以前は「高脂血症」の名称であったが，低 HDL-コレステロールを含む表現としては適切でないため，「脂質異常症」と改められた．
- 食事療法，運動療法を施行しても改善がない場合，薬物療法を開始する．
- 専門医に紹介する時：治療に反応しない難治例．

高LDL-C血症のみの場合（Ⅱa型高脂血症）

処方A メバロチン（5・10mg）1回5～10mg 1日1回 夕
（最大20mgまで）

処方B クレストール（2.5・5mg）1回2.5～5mg 1日1回 夕
（1日10mgまで）

高LDL-C血症と高TG血症を合併（Ⅱb型高脂血症）

処方A ベザトールSR（200mg）1回1錠 1日2回

処方B トライコア〔錠〕（53.3・80mg）
1回106.6～160mg 1日1回 朝食後

（以上のいずれか1剤とHMG-CoA還元酵素阻害薬1剤の併用を）

メモ

食事指導
- 脂肪酸のうち，牛肉，乳製品，卵などを制限する．
- 魚・植物油などに多く含まれる，2価以上，多価不飽和脂肪酸を勧める．

注意点 ＊横紋筋融解症（特にHMG-CoA還元酵素阻害薬とフィブラート系薬剤の併用時）．

文献 ●動脈硬化性疾患予防ガイドライン 2012年版．日本動脈硬化学会，2012

●主な脂質異常症治療薬

一般名	商品名	剤形	規格(mg)	1回用量(mg)	1日回数	服薬時間
スタチン系						
プラバスタチンナトリウム	メバロチン	錠	5・10	5〜10	1	夕食後
ピタバスタチンカルシウム	リバロ	錠	1・2・4	1〜2	1	夕食後
アトルバスタチンカルシウム	リピトール	錠	5・10	5〜10	1	夕食後
シンバスタチン	リポバス	錠	5・10・20	5〜20	1	夕食後
フルバスタチンナトリウム	ローコール	錠	10・20・30	20〜30	1	夕食後
ロスバスタチンカルシウム	クレストール	錠	2.5・5	2.5〜5	1	夕食後
フィブラート系						
クリノフィブラート	リポクリン	錠	200	200	3	毎食後
ベザフィブラート	ベザトールSR	錠	100・200	200	2	朝・夕食後
フェノフィブラート	トライコア	錠	53.3・80	106.6〜160	1	朝食後
その他						
プロブコール	シンレスタール / ロレルコ	錠	250	250	2	食後
コレスチミド	コレバイン	錠	500	1500	2	朝夕食前(食後可)
イコサペント酸エチル(EPA)	エパデール (カプセル) / エパデールS (カプセル)	カプセル	300 / 300・600・900	600	3	食後
Ca拮抗薬＋スタチン(配合剤)						
アムロジピンベシル酸塩・アトルバスタチンカルシウム	カデュエット	配合錠1番	アムロジピンベシル酸塩(アムロジン) 2.5mg / アトルバスタチン 5mg		1日1回 患者ごとに用量を決める	
		配合錠2番	アムロジピン 2.5mg / アトルバスタチン 10mg			
		配合錠3番	アムロジピン 5mg / アトルバスタチン 5mg			
		配合錠4番	アムロジピン 5mg / アトルバスタチン 10mg			

参考　※アムロジピンベジル酸塩：アムロジン
　　　　アトルバスタチン：リピトール

6. 内分泌・代謝系
2型糖尿病（軽症～中等症）

ポイント❗

- 食事療法・運動療法に加えて，経口血糖降下薬を投与する．
- 肥満（BMI25以上）の場合
  非インスリン分泌薬開始（禁忌に注意）
  α-GI薬，TZD薬，BG薬の単独投与または併用
- 非肥満（BMI25未満）の場合
  インスリン分泌促進薬の開始，グリニド薬,少量のSU薬,非インスリン分泌薬併用

肥満の場合

処方A	メトグルコ（250mg） 1回1錠 1日2～3回 食前または食後
処方B	アクトス（15～30mg） 1回1錠 1日1回 朝食前または食後
処方C	ベイスン（0.2mg） 1回1錠 1日3回 毎食直前

非肥満の場合

処方A	アマリール（1～3mg） 1回1錠 1日1回 朝食前
処方B	グリミクロン（40mg） 1回1錠 1日1回 朝食前
処方C	ネシーナ（25mg） 1回1錠 1日1回 朝食前または後

メモ

- まず目標は，HbA1c：7.0%以下にコントロールする．
- スルホニル尿素（SU系）：高度な肝・腎機能障害，重篤な低血糖を起こすことあり．
- ビグアナイド（BG）：重篤な肝機能障害，腎機能障害，中等度の腎機能障害，高度の肝機能障害，心不全，呼吸不全，アルコール多飲者は，禁忌である．
- DPP-4阻害薬：スルホニル尿素（SU）薬併用時は低血糖に注意．
- チアゾリジン（TZD）薬：心不全の既往のある症例は禁忌：浮腫（女性に多い），体重が増加しやすい．
- α-グルコシダーゼ阻害薬（α-GI）：腹部外科手術やイレウスの既往例は注意が必要．

文献　●日本糖尿病学会 編：糖尿病治療ガイド2014-2015．文光堂，2014

●主な経口血糖降下薬

一般名	商品名	剤形	規格(mg)	1回用量(mg)	1日回数	服薬時間
ビグアナイド薬						
メトホルミン塩酸塩	メトグルコ	錠	250・500	250	1～3	食後
	グリコラン	錠	250	250	1～2	食後
	メデット	錠	250	250	1～2	1日750mgまで可
ブホルミン塩酸塩	ジベトス	錠	50	50	1～2	食後
	ジベトンS	腸溶錠	50	50	1～2	1日150mgまで可
ピオグリタゾン塩酸塩	アクトス	錠・OD錠	15・30	15～30	1	朝食前または後
DPP-4阻害薬						
シタグリプチン	ジャヌビア	錠	12.5・25・50・100	50	1	朝食後
	グラクティブ	錠	12.5・25・50・100	12.5～25	1	1日100mgまで可
ビルダグリプチン	エクア	錠	50	50	2	朝・夕食後
アログリプチン	ネシーナ	錠	6.25・12.5・25	25	1	朝食後
リナグリプチン	トラゼンタ	錠	5	5	1	朝食後
テネリグリプチン	テネリア	錠	20	20	1	1日40mgまで可
アナグリプチン	スイニー	錠	100	100	2	朝・夕食後
スルホニル尿素薬						
グリメピリド	アマリール	錠	0.5・1・3	0.5～3	1～2	朝・夕食前または食後
グリクラジド	グリミクロン	錠	40	40～60	1～2	朝・夕食前または食後
	グリミクロンHA	錠	20	20～40	1～2	
グリベンクラミド	オイグルコン	錠	1.25・2.5	1.25～2.5	1～2	1日10mgまで可

6 内分泌・代謝系

●主な食後血糖降下薬

一般名	商品名	剤形	規格(mg)	1回用量(mg)	1日回数	服薬時間
α-グルコシダーゼ阻害薬							
アカルボース	グルコバイ	錠	50・500	50〜100	3	食直前 投与開始は50mg
アカルボース	グルコバイ	OD錠	50・500	50〜100	3	食直前 投与開始は50mg
ボグリボース	ベイスン	錠	0.2・0.3	0.2〜0.3	3	食直前
ボグリボース	ベイスン	OD錠	0.2・0.3	0.2〜0.3	3	食直前
ミグリトール	セイブル	錠	25・50・75	50〜75	3	食直前
速効型インスリン分泌刺激薬							
ナテグリニド	スターシス	錠	30・90	30〜90	3	食直前 (1回120mgまで可)
ナテグリニド	ファスティック	錠	30・90	30〜90	3	食直前 (1回120mgまで可)
ミチグリニドカルシウム水和物	グルファスト	錠	5・10	5〜10	3	食直前
レパグリニド	シュアポスト	錠	0.25・0.5	0.25〜0.5	3	食直前 (1回1mgまで可)

メモ

6. 内分泌・代謝系
甲状腺機能亢進症

ポイント！

- 主な症状：全身倦怠感，動悸，息切れ，暑がり，発汗，体重減少，頻脈，振戦，甲状腺腫大 など．
- チアマゾール（MMI）の副作用で，最も多いのは発疹である．次いで無顆粒球症，多発性関節症，重症肝障害，じん麻疹などが多い．開始後3ヵ月以内に起こる．
- 血中甲状腺ホルモンが正常になったら，MMIを漸減し，5mg/日を維持量とする．

MMI（チアマゾール）

処方A　メルカゾール（5mg）
　　　　　初期：1回2～3錠　1日2～3回
　　　　　維持：1回1～2錠　1日1～2回

動悸，頻脈が強い時：MMIに併用

処方A　インデラル（10mg）1回1錠　1日3回

MMIの副作用が強い時：PTU（プロピルチオウラシル）へ

処方A　プロパジール（50mg）1回2錠　1日3回

メモ

- メルカゾールの副作用は発疹，発熱，肝障害，白血球減少で，これらは投与開始より1週間から1ヵ月以内に出現することが多い．
- 副作用出現時は，ただちに中止し，他の薬剤に替える．

6. 内分泌・代謝系
甲状腺機能低下症

ポイント❗

- 主な症状：顔・脚のむくみ，寒がり，脱力感，体重増加，嗄声，筋肉のこむら返り，甲状腺腫など．
- 甲状腺機能低下症を疑った時は，まず甲状腺ホルモン（TSH, FT₄）を測定する．
- 原発性甲状腺機能低下症では血中TSHは上昇しており，最も鋭敏なマーカーである．

処方A チラーヂンS（25μg）1回1錠 1日1回 朝
（以後，2〜4週間隔で25〜50μgずつ増量）

維持量：チラーヂンS（50μg）1回1〜3錠 1日1回 朝

メモ

注意点

* 甲状腺ホルモン剤の補充療法は少量より開始し，維持量まで漸増していくことが原則である．
* 高齢者や心疾患，特に虚血性心疾患患者では少量より開始する．
* ヨード過剰摂取による可逆性甲状腺機能低下症などは甲状腺機能が正常化することがあるので，甲状腺ホルモン投与に際し，過剰投与にならないように注意する．

6. 内分泌・代謝系
高カリウム血症

ポイント

- 偽性高カリウム血症でないことを確認し，原因を検索し，除去する．
- 血清カリウム値が5.5mEq/L以上を高カリウム血症とする．
- 採血時の強度の駆血や過度の筋収縮，溶血，血小板や白血球増多による偽性高カリウム血症を呈することがある．
- K^+排泄障害：腎障害，ミネラルコルチコイド欠乏（アジソン病，低アルドステロン症 など）．

| 処方A | アーガメイト20%ゼリー（25g）1回25g　1日3回 |

| 処方B | フロリネフ（0.1mg）1回1～2錠　1日1回 |

| 処方C | カリメート散　1回5～10g　1日2～3回
重曹末　1回1～1.5g　1日2～3回
→1回量を水30～50mLに懸濁し服用
ラシックス〔錠〕　1回20～40mg　1日1回 | 併用可 |

早急治療時

| 処方A | カリメート散（またはケイキサレート散）1回30gを50～100mL微温湯に溶解して注腸（1時間留置） |

メモ

- 原因を検索し，その対応をする．
- カリウムを多く含む野菜，果物を制限する．
- 血清K＞7mEq/Lでは，心室細動などの不整脈により致死的であるため早急に治療する．
- 注腸で投与すると効果発現が早い→「早急治療時」の**処方A**

7. 脳・神経系

一過性脳虚血発作 (TIA)
脳硬塞の再発予防
片頭痛
本態性振戦
片側顔面痙攣
手足 (四肢) のしびれ

7. 脳・神経系
一過性脳虚血発作（TIA）

ポイント❗

- 脳血管の一過性の閉塞により，一時的に虚血を生じ，神経症候が出現するが，24時間以内に回復するもの．
- 脳循環改善薬で脳梗塞の発生を予防する．

処方A バファリン（81mg）1回1錠　1日1回　朝食後
　　　または　バイアスピリン（100mg）1回1錠　1日1回　朝食後

処方B パナルジン（100mg）1回1錠　1日2回　朝・夕食後

処方C バファリン（81mg）1回1錠　1日1回　朝食後 ｝併用可
　　　　パナルジン（100mg）1回1錠　1日1回　朝食後

心原性，血液凝固異常による一過性脳虚血発作時

処方A ワーファリン（1mg）1回2〜6錠　1日1回　朝食後

メモ

- 基礎疾患の治療を見直す．
- 生活習慣の修正をする（高血圧，糖尿病，心疾患，喫煙，アルコール過量摂取，高脂血症 など）．

注意点
*パナルジン：無顆粒球症と肝機能障害に注意．
*ワーファリン：効果が安定するまではPT-INRを頻回に測定．ビタミンKを多く含む食品（納豆，青汁，クロレラ）の禁止．

文献
- 脳ドックのガイドライン2014［改訂・第4版］．日本脳ドック学会 脳ドックの新ガイドライン作成委員会．響文社，2014
- 脳卒中治療ガイドライン2009．脳卒中合同ガイドライン委員会．協和企画，2010

7. 脳・神経系
脳梗塞の再発予防

ポイント！

- 全身管理と危険因子の是正．
- 再発の主な危険因子：心房細動，高血圧症，糖尿病，脂質異常症，喫煙，服薬の中断，家族歴など．
- 高血圧症：高齢者でも血圧140/90mmHg未満とする．

処方A ブロプレス（4mg）1回4〜12mg　1日1回

処方B ノルバスク（2.5〜5mg）1回1錠　1日1回

処方C コバシル（2〜4mg）1回1錠　1日1回

アテローム血栓性脳梗塞（抗血小板薬が適応）

処方A バイアスピリン（100mg）1回1錠　1日1回

処方B プラビックス（25mg）1回2〜3錠　1日1回

処方C プレタールOD（50mg）1回1〜2錠　1日2回

心原性脳梗塞

処方A ワーファリン（1mg）1回1〜8錠　1日1回

メモ

- プラビックスは，アスピリンと同等以上の効果がある．単独投与とする．
- プレタールOD錠は頻脈，頭痛に留意する．
- ワーファリン投与時は，胃潰瘍からの出血の危険性がある．定期的にPT-INRをチェックする．

7. 脳・神経系

片頭痛

ポイント❗

●片頭痛は，発作性に拍動性頭痛が出現する慢性疾患である．

●前兆を伴わない片頭痛と前兆を伴う片頭痛がある．

処方A イミグラン（50mg）
1回1錠　頓用（1回最大2錠まで）
（1日最大4錠まで）

処方B ゾーミッグ（2.5mg）
1回1錠　頓用（1回最大2錠まで）
（1日最大4錠まで）

※**その他よく使われる薬剤**　　　　（1回最大）（1日最大）
1）レルパックス（20mg）1回1錠　　2錠　　4錠
2）マクサルト（10mg）1回1錠　　　2錠　　2錠
3）アマージ（2.5mg）1回1錠　　　 2錠　　2錠

メ モ

●いつでも頭痛発作に対処できるように治療薬を携行することが大切である．
●頭痛薬を使いすぎることで薬物乱用頭痛をひき起こすこともあるので，治療薬と予防薬の使い方に注意する．

7. 脳・神経系

本態性振戦

ポイント❗

- 手と声のふるえを主徴とする．家族性に発症する場合が多い．
- 振戦は姿勢の保持や動作に伴ってみられるが，安静時にはみられない．
- 精神的緊張，ストレス，疲労などで振戦は増強する．20～40歳代以降に発症することが多い．

処方A アロチノロール（10mg）1回1錠 1日2回
またはアロチノロール（5mg）1回1錠 1日3回

処方B セルシン（2mg）1回1～2錠 1日3回

処方C ランドセン（0.5mg）1回1～2錠 1日3回

メモ

- 緊張するとふるえが増強するので，なるべく平静な気持ちをもつように指導する．
- ふるえ以外には症状は起こらず，あまり進行しないことを説明する．
- Bainらの日常生活動作のスコアリングによる本態性振戦重症度評価方法は，我々日本人にとってもわかりやすく，患者自身が採点できるので，日常外来診療でも薬剤の効果判定に有用である．

注意点
* βブロッカー（アロチノロール）は，心不全，房室ブロック，喘息，コントロール不良の糖尿病患者に注意．

7. 脳・神経系

片側顔面痙攣

ポイント❗

- 一側の顔面筋が不随意に収縮することにより、顔面が"ピクピク"したり、片眼が閉眼してしまったりすることがある.
- 原因としては、顔面神経根部での血管による圧迫が多い.
- 難治例や進行例は、専門医（神経内科）に紹介する.

処方A　セルシン（2mg）1回1錠　1日2〜3回

処方B　リボトリール（0.5mg）1回1錠　1日1〜3回

処方C　テグレトール（200mg）1回1錠　1日1〜2回
（適宜、組合せ可）

メモ

- 通常、薬物効果はあまり期待できないことが多いが、軽度の場合はまず試みる価値はある.

[注意点]
*副作用：眠気、ふわふわ感に注意.

7. 脳・神経系

手足（四肢）のしびれ

ポイント❗

- しびれの治療の原則は，その正しい診断にある．
- しびれの診かた：感覚鈍麻，感覚過敏，あるいはピリピリなどの異常感覚．なかには運動障害のこともある．
- 脊椎単純X線が検査の基本である．専門医へ．

末梢神経障害

処方A　メチコバール（500μg）1回1錠　1日3回　⎫
　　　　ユベラN（100mg）1回1〜2カプセル　1日3回　⎬併用可
　　　　ビタメジン配合カプセルB（25mg）1回1カプセル　1日3回　⎭

頸肩腕症候群・腰椎症

処方A　メチコバール（500μg）1回1錠　1日3回

処方B　ノイロトロピン　1回2錠　1日2回　朝・夕食後

心理的・精神的要素が強い場合

処方A　ホリゾン（2mg）1回1錠　1日3回

メモ

- 末梢神経障害には多発性ニューロパチーと単神経障害（モノニューロパチー）がある．
- 中枢しびれは，その生ずる発症様式により鑑別する．そのタイプは急性，亜急性，慢性に分けられる．

8. 精神科・心療内科

不安神経症
パニック障害
せん妄（情動不穏，幻覚妄想状態）
アルツハイマー型認知症

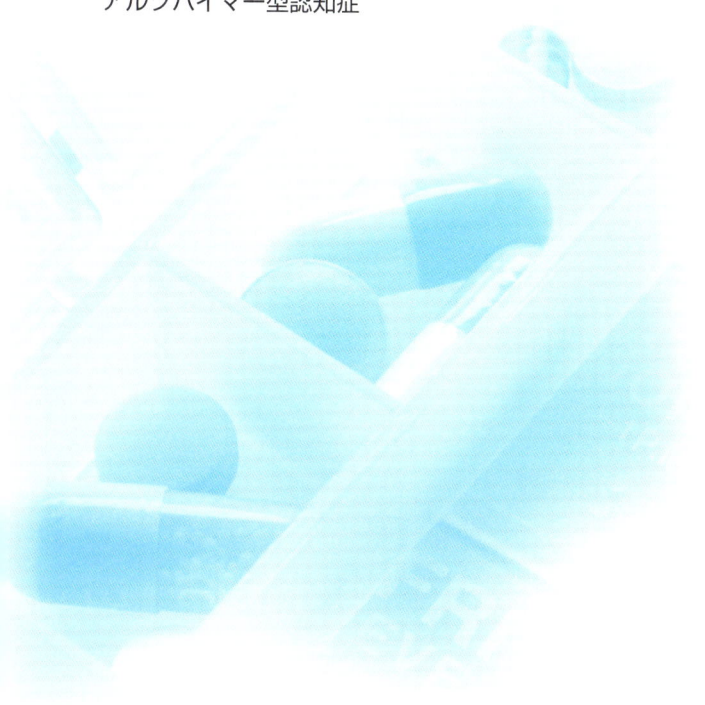

8. 精神科・心療内科
不安神経症

ポイント

- 不安は神経症の基礎症状であるが、これが特に強い場合が不安神経症である．
- 不安は胸内苦悶や動悸，呼吸促進，頻尿，瞳孔散大，めまい等の自律神経症状を伴う．

処方A レキソタン（2mg）1回1錠 1日3回

処方B デパス（0.5mg）1回1錠 1日2回

処方C メイラックス（1mg）1回1錠 1日1回 夕

処方D セディール（10mg）1回1錠 1日3回

メモ

- 日常生活の多くの出来事で過剰な不安や心配が慢性的に続く疾患である．
- 社会的，職業的に障害を起こしやすい．
- 薬物療法と精神療法の併用を基本とする．
- 専門医への依頼のタイミングを逃さずに．

8. 精神科・心療内科
パニック障害

ポイント

- 突然の動悸，呼吸困難感，めまい，ふるえ，発汗などにより，どうにかなってしまうのではないかという恐怖などからなるパニック発作を繰返すことを主徴とする．「また起こる」という予期不安．
- 広場恐怖症をしばしば合併．早めに専門医に依頼．

処方A パキシル（10mg）1回1～2錠　1日1回　夕食後

処方B デプロメール（50mg）1回1～3錠　1日1回　夕
または ルボックス（50mg）1回1～3錠　1日1回　夕

処方C ジェイゾロフト（25mg）
　　　　　　　　　　1回1～2錠　1日1回　夕

抗不安薬でパニック発作そのものに対処

処方A ソラナックス（0.4mg）1回1錠　1日3回

処方B コンスタン（0.4mg）1回1錠　頓用

メモ

- セロトニン再取込み阻害剤〔SSRI（パキシルなど）〕では，初期の副作用として，嘔気，食欲不振などがみられることがある．たいていは1週間ほどで消失する．

8. 精神科・心療内科
せん妄（情動不穏，幻覚妄想状態）

ポイント❗

- せん妄は身体疾患に起因する意識障害であるので，その原疾患の治療をまず初めに行う．
- 今まで問題がなかった人が，急に幻覚が出現し，不穏になるのがせん妄である．
- せん妄となる背景には，身体疾患や環境の変化，薬剤などが原因，要因としてあることが多い．

処方A　リスパダール（1mg）1回1錠　1日1回　眠前

処方B　セロクエル（25mg）
　　　　　　　　1回1～2錠　1日3回（朝・夕・眠前）

処方C　テグレトール（200mg）1回1錠　1日2回

脳血管障害を基盤とした攻撃性精神興奮，せん妄，徘徊の場合

処方A　グラマリール（25mg）
　　　　　　　　1回1錠　1日3回（朝・夕・眠前）

メモ

- セロクエルは，糖尿病の合併がある場合は禁忌である．
- 薬剤の効果発現までは数日を要することが多い．
- 医療者の存在，接し方，家族との面会や付き添いの設定，環境の設定が大切である．
- 脳病変や身体疾患が重篤であれば，精神症状も生じやすく，向精神薬の副作用も生じやすい．

8. 精神科・心療内科
アルツハイマー型認知症

ポイント！

- 物忘れはできるだけ早期診断し，早期に治療を始めることが大切である．
- 主な認知症は，アルツハイマー型認知症，血管型認知症，レビー小体型認知症と，その他の認知症がある．したがって，原因疾患によって治療法が異なる．
- アルツハイマー型認知症では，脳内のアセチルコリンが減少しており，塩酸ドネペジルなどのアセチルコリンエステラーゼ阻害薬が進行抑制に有効である．

処方A　アリセプトD（5mg）1回1錠　1日1回　朝食後
（最初1～2週間は3mg1錠から開始，消化器系副作用がないことを確認後，5mgに増量）

処方B　メマリー（20mg）1回1錠　1日1回　朝食後
（1日1回1週ごとに5mgずつ漸増．
維持量：20mg）

処方C　イクセロンパッチ（貼付剤）維持量18mg　1日1回
（1日1回経皮．1ヵ月ごとに4.5mgずつ漸増）

メモ

- 認知症が軽度であっても，服薬の管理は本人にまかせず，必ず介護者か家族が行うようにする．
- アリセプトは，吐き気，嘔吐などの消化器系の副作用が特徴的であるが，これに対してはプロトンポンプ阻害薬の併用が効果的である．
- リバスチグミン貼付剤（イクセロンパッチなど）は，薬剤の適応部位で皮膚に炎症を生じた場合には，ステロイド軟膏（リンデロンVなど）を用いる．

9. 整形外科

五十肩
坐骨神経痛
腰痛症（ぎっくり腰）
骨粗鬆症

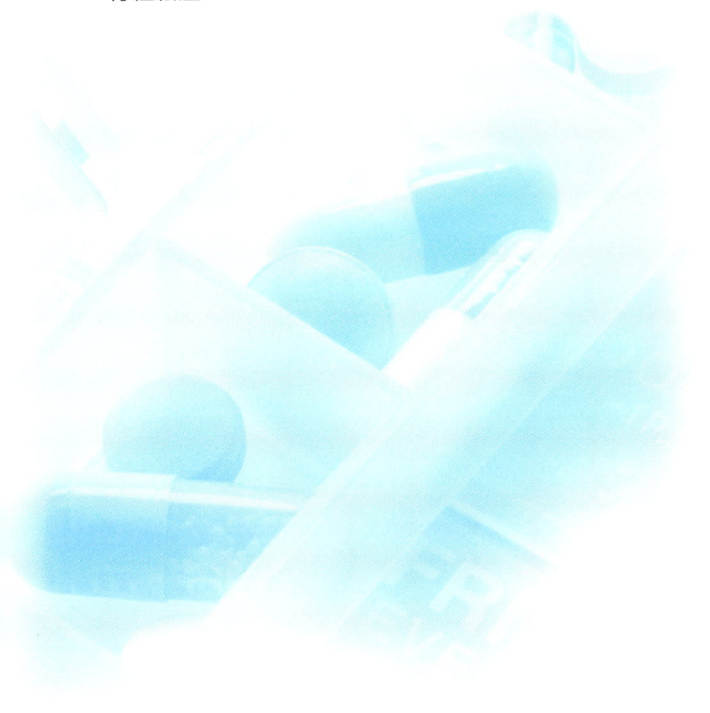

9. 整形外科

五十肩

ポイント❗

- 50歳代に好発する有痛性肩関節制動症である.
- 急性期は激しい肩痛, 運動時痛, 上肢への放散痛, 夜間痛が特徴的である.
- 急性期は患肢の安静を保ち, 有痛性の動作は禁止する.

処方A　インテバンSP（25mg）1回1カプセル　1日2回　⎫
　　　　　ミオナール（50mg）1回1錠　1日2回　　　　　⎬併用可
　　　　　セルシン（2mgまたは5mg）1回1錠　1日1回　眠前 ⎭

処方B　テルネリン（1mg）1回1錠　1日3回

処方C　ロキソニン（60mg）1回1錠　1日3回

処方D　ボルタレン坐剤（50mg）1回1個　頓用

メモ

- 非ステロイド性抗炎症薬（NSAIDs）と筋弛緩薬を用いる.
- 必要に応じて精神安定薬を使用する.

予防

* 温めること. 夜間時の保温に気をつける.
* 塗布薬で患肢の循環を高める.
* 自動運動として, アイロン（振り子）体操, タオル体操などを勧める.

9. 整形外科

坐骨神経痛

ポイント！

- 坐骨神経は走行距離が長く，また浅在性のため障害を受けやすく，神経様症状を起こしやすい．
- 坐骨神経痛は坐骨神経の支配領域に反復性に激痛発作をきたすもので，間欠期には症状のないことを特徴とする．
- 対症的に痛みを軽減するために各種の鎮痛薬を使用するが，乱用は慎む．

処方A　ロキソニン（60mg）1回1錠　1日3回 ⎫
　　　　　ミオナール（50mg）1回1錠　1日3回 ⎬ 併用可
　　　　　セルベックス（50mg）1回1カプセル　1日3回 ⎭

鎮痛薬

処方A　ハイペン（200mg）1回1錠　1日2回

処方B　リリカ（75mg）1回1カプセル　1日1〜2回

神経性疼痛緩和薬

処方A　ノイロトロピン（4単位）1回2錠　1日2回

血管拡張薬

処方A　プロレナール（5μg）1回1錠　1日3回

メモ

- 基本的には保存療法とする．
- まず楽な姿勢での臥床安静とする．特に急性期には絶対必要である．
- 外用薬は冷湿布，非ステロイド性抗炎症薬（NSAIDs）の外用薬の併用も有効．

9. 整形外科
腰痛症（ぎっくり腰）

ポイント❗

- 慢性腰痛症は原因疾患を追求.
- 初期治療の第一選択は安静である．比較的硬いベッドか，布団の上での臥床が良い．
  （腰痛の安静には，下肢を屈曲させ背中を丸めた側臥位が良い.）

処方A ロキソニン（60mg）1回1錠　1日3回 ｜併
　　　　ミオナール（50mg）1回1錠　1日3回 ｜用
　　　　セルシン（2mg）1回1錠　1日2回　　｜可

処方B セレコックス（100mg）1回1錠　1日2回

処方C カロナール（300mg）1回3錠　1日3回

処方D ボルタレン坐剤（50mg）1回1個　1日1〜2回

● 湿布，パップ
　カトレップ，モーラステープ，アドフィード など

メモ

- 腰痛症とは画像検査により明らかな異常所見を認めない腰痛をいう．
- 通常は数日から数週間で改善することを説明し，患者の不安を軽減させる．

●主な非ステロイド性抗炎症薬(NSAIDs)

一般名	商品名	剤形	規格(mg)	1回用量(mg)	1日回数
酸 性					
アスピリン・ダイアルミネート配合	バファリンA330	配合錠	330	330	1〜2
メフェナム酸	ポンタール	錠	250	250	3
		カプセル	250	250	3
ジクロフェナクナトリウム	ボルタレン	錠	25	25	3
	ボルタレンSR	カプセル	37.5	37.5	3
インドメタシン	インテバンSP	カプセル	25・37.5	25〜37.5	2
インドメタシンファルネシル	インフリー	カプセル	100	200	2
	インフリーS	軟カプセル	200		朝・夕
スリンダク	クリノリル	錠	50・100	150	2,朝・夕
エトドラク	ハイペン	錠	100・200	200	2,朝・夕
イブプロフェン	ブルフェン	錠	100・200	200	3
ロキソプロフェンナトリウム水和物	ロキソニン	錠	60	60	3
プラノプロフェン	ニフラン	錠	75	75	3
ナプロキセン	ナイキサン	錠	100	100〜200	3
ザルトプロフェン	ソレトン	錠	80	80	3
アンピロキシカム	フルカム	カプセル	13.5・27	27	頓用
ロルノキシカム	ロルカム	錠	2・4	4	3
塩基性					
チアラミド塩酸塩	ソランタール	錠	50・100	100	3
エモルファゾン	ペントイル	錠	100・200	200	3
神経性疼痛緩和薬					
プレガバリン	リリカ	カプセル	25・75・150	75	2
オピオイド(非麻薬)					
トラマドール塩酸塩・アセトアミノフェン配合	トラムセット	配合錠	37.5	1錠	4
その他					
セレコキシブ	セレコックス	錠	100・200	100〜200	2,朝・夕
アセトアミノフェン	カロナール	錠	200・300	300〜500	2,頓用

9 整形外科

●主な湿布，パップ剤

一般名	商品名	剤形	規格
ジクロフェナクナトリウム	ナボール	テープ	15mg/枚（7×10cm）
		テープL	30mg/枚（10×14cm）
	ボルタレン	テープ	15mg/枚（7×10cm），30mg/枚（10×14cm）
インドメタシン	インサイド	パップ	70mg/枚（10×14cm）（1袋5枚，7枚）
	イドメシンコーワ	パップ	70mg/枚（10×14cm）
	カトレップ	パップ	70mg/枚（10×14cm）（1袋5枚，7枚）
		テープ	35mg（7×10cm），70mg（10×14cm）
フェルビナク	セルタッチ	パップ	70mg/枚（10×14cm）（1袋6枚，7枚）140mg/枚（20×14cm）
		テープ	70mg/枚（10×14cm）
	スミル	テープ	35mg（7×10cm），70mg（10×14cm）
ケトプロフェン	ミルタックス	パップ	30mg/枚（10×14cm）（1袋6枚，7枚）
	モーラス	パップ	30mg/枚（10×14cm）（1袋6枚，7枚），60mg/枚（14×20cm）（1袋7枚）
フルルビプロフェン	アドフィード	パップ	40mg/枚，80mg/枚（1袋6～7枚）
サリチル酸メチル配合剤	MS冷シップ	パップ	20g/枚（10×14cm），40g/枚（20×14cm）
	MS温シップ	パップ	20g/枚（10×14cm），40g/枚（20×14cm）
ロキソプロフェンナトリウム水和物	ロキソニン	パップ	100mg（10×14cm）
		テープ	50mg/枚（7×10cm），100mg/枚（10×14cm）（1袋7枚）
フェルビナク	フェルナビオン	テープ	35mg（7×10cm），70mg（10×14cm）
		パップ	70mg（10×14cm）

9. 整形外科

骨粗鬆症

ポイント

- 骨粗鬆症は，脆弱性骨折の基礎疾患である．
- 60歳代を中心にした閉経後の女性のほぼ1/3の人がビタミンD不足の状態であるといわれている．
- 骨粗鬆症の治療には，カルシウムとビタミンDが充足されていることが前提である．

軽度

処方A グラケー（15mg）1回1カプセル 1日3回 毎食後

処方B アルファロール（0.5μgまたは1μg）
　　　　　　　　　1回1カプセル 1日1回 朝食後

中等度～高度

処方A アルファロール（0.5μg）1カプセル 1日1回 朝食後
　　　　　アクトネル（17.5mg）
　　　　　　　　　1錠 1週間に1錠服用（起床時）

処方B エディロール（0.75mg）1回1カプセル 1日1回
　　　　　ビビアント（20mg）1回1錠 1日1回

メモ

- ビスホスホネート製剤の副作用として，逆流性食道炎がある．そのため服用後は臥位にならないように指導する．
- 毎朝服用するより，1週間に1回服用のほうが消化器症状が少ない．
- 活性型ビタミンD_3の投与中は，高Ca血症，高Ca尿症に注意する．

●主な骨粗鬆症治療薬

一般名	商品名	剤形	規格(mg)	1回用量(mg)	1日回数	服用時間
ビスホスホネート薬						
エチドロネート	ダイドロネル	錠	200	200	1	食間 2週間投与10～12週休薬
アレンドロネート	フォサマック	錠	5	5	1	起床後
			35	35	1週1回	起床後
	ボナロン	錠	5	5	1	起床後
			35	35	1週1回	起床後
リセドロン酸ナトリウム	アクトネル	錠	2.5	2.5	1	起床後
			17.5	17.5	1週1回	起床後
			75	75	月1回	起床後
	ベネット	錠	2.5	2.5	1	起床後
			17.5	17.5	1週1回	起床後
			75	75	月1回	起床後
ミノドロン酸水和物	ボノテオ	錠	1・50	1	1	(50mg4週に1回)起床後
	リカルボン	錠	1・50	1	1	(50mg 4週に1回)
活性型ビタミンD_3薬						
アルファカルシドール	ワンアルファ	錠	0.25・0.5・1.0μg	0.5～1μg	1	朝食後
	アルファロール	カプセル	0.25・0.5・1.0μg	0.5～1μg	1	朝食後
カルシトリオール	ロカルトロール	カプセル	0.25・0.5μg	0.25～0.75μg	1	朝食後
エルデカルシトール	エディロール	カプセル	0.5・0.75μg	0.75μg	1	朝食後
カルシウム薬						
L-アスパラギン酸カルシウム	アスパラ-CA	錠	200	0.4～1.2g	2～3	朝・夕食後
リン酸水素カルシウム	リン酸水素カルシウム	末		1g	3	毎食後
ビタミンK_2薬						
メナテトレノン	グラケー	カプセル	15	15	3	毎食後

一般名	商品名	剤形	規格(mg)	1回用量(mg)	1日回数	服用時間
女性ホルモン薬（エストロゲン）						
エストリオール	エストリール	錠	100γ(0.1mg)・0.5・1	1.0	2	食後
結合型エストロゲン	プレマリン	錠	0.625	0.625〜1.25	1	朝食後
SERM（選択的エストロゲン受容体調節薬）						
ラロキシフェン塩酸塩	エビスタ	錠	60	60	1	朝食後
バゼドキシフェン	ビビアント	錠	20	20	1	朝食後

9 整形外科

10. 泌尿器科

過活動膀胱・頻尿
前立腺炎
前立腺肥大症 (頻尿)
尿路感染症 (膀胱炎)
尿路結石

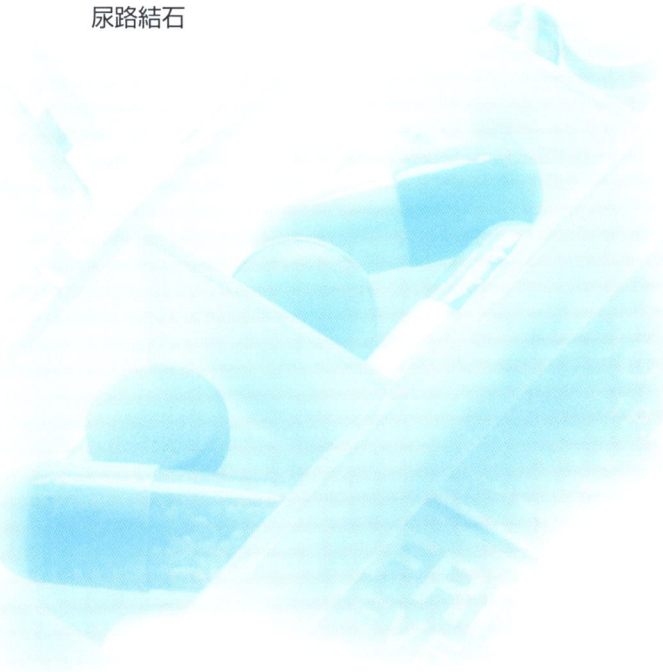

10. 泌尿器科
過活動膀胱・頻尿

ポイント！

- 切迫性尿失禁の有無にかかわらず，通常，頻尿および夜間頻尿を伴う尿意切迫感のあるものをいう．
- 尿意切迫感とは，急に起こる抑えられない強い尿意で，我慢することが困難な愁訴とされている．
- 自覚症状のみで診断可能（器質性疾患除外のこと）．

処方A　ウリトス（0.1mg）1回1錠　1日2回
　　　　または　ステーブラ（0.1mg）1回1錠　1日2回

処方B　バップフォー〔錠〕（10mg・20mg）
　　　　1回20mg　1日1回　効果不十分時，1日2回

処方C　ポラキス〔錠〕（2・3mg）1回2〜3mg　1日3回

処方D　ブラダロン（200mg）1回1錠　1日3回

メモ

- 過活動膀胱の第一選択薬は抗ムスカリン薬（バップフォー，ポラキスなど）である．
- 副作用に注意（口内乾燥，便秘）．
- 抗コリン薬の投与1〜2ヵ月後でも治療効果が不十分な場合には，ほかの治療法の検討をする．
- 下部尿路リハビリテーション（生活指導，膀胱訓練，骨盤底筋体操）➡専門医に依頼する．

文献
- 過活動膀胱診断ガイドライン．日本排尿機能学会過活動膀胱診断ガイドライン作成委員会 編．ブラックウェルパブリッシング，2006

10. 泌尿器科

前立腺炎

ポイント

- 前立腺炎には細菌性と非細菌性がある.
- 急性と慢性とに大別される.
- 急性細菌性前立腺炎は,高熱,各種の尿道炎症状を主訴とすることが多い.後部尿道より会陰部に重圧感,圧痛,放散痛を認める.
- 慢性細菌性前立腺炎は,いろいろな程度の排尿困難,排尿痛,会陰部不快感など,頑固な症状を呈す.

急性細菌性前立腺炎

処方A クラビット(500mg) 1回1錠 1日1回

処方B サワシリン〔錠〕 1回250mg 1日3~4回

処方C オーグメチン配合錠 1回250mg 1日3回

慢性細菌性前立腺炎

処方A シプロキサン(200mg) 1回1錠 1日3回

処方B クラビット(500mg) 1回1錠 1日1回

非細菌性前立腺炎

処方A ミノマイシン(100mg) 1回1錠 1日1~2回

メモ

- 一般的注意事項として,症状増悪因子とされる冷え,疲労,長期坐位,飲酒,刺激物の摂取などを控えるよう説明する.

10. 泌尿器科
前立腺肥大症（頻尿）

ポイント❗

- 初期症状には頻尿などの膀胱刺激症状を自覚する．
- 腺腫の増大につれて，下部尿路の閉塞状態が高じ，排尿障害が出現し，増悪する．
- 遷延性排尿（排尿開始の遅延），排尿時間の延長，尿線細少などがみられる．

α_1ブロッカー

処方A ハルナールD（0.2mg）1回1錠　1日1回　朝

処方B フリバス（25mg）1回2錠　1日1回

処方C エブランチル（15mg）1回2カプセル　1日2回

処方D ユリーフ（4mg）1回1錠　1日2回

抗アンドロゲン薬

処方A プロスタール（25mg）1回1錠　1日2回

処方B パーセリン（25mg）1回1錠　1日2回

メモ

- α_1ブロッカーは交感神経亢進による機能的閉塞を解除することを目的とする．
  副作用は起立性低血圧，逆行性射精など．
- 抗アンドロゲン薬は前立腺縮小作用により器質的閉塞を解除することを目的とする．
  副作用として性機能低下がみられることがある．

文献 ● 排尿障害臨床試験ガイドライン．排尿障害臨床試験ガイドライン作成委員会 編．医学図書出版，1997

●主な前立腺肥大・頻尿治療薬

一般名	商品名	剤形	規格(mg)	1回用量	1日回数
α₁ブロッカー					
タムスロシン塩酸塩	ハルナールD	錠	0.1・0.2	0.2mg	1,食後
ナフトピジル	フリバス	錠	25・50・75	25mg	1 食後
	フリバスOD	口腔内崩壊錠			
シロドシン	ユリーフ	錠	2・4	4mg	2,朝夕食後
抗アンドロゲン薬					
アリルエストレノール	パーセリン	錠	25	25mg	2
クロルマジノン酢酸エステル	プロスタール	錠	25	25mg	2
植物エキス製剤					
セルニチンポーレンエキス	エビプロスタット配合錠	SG錠	—	2錠	3
		DB錠	—	1錠	3
	セルニルトン	錠	63	2錠	2〜3

メモ

10 泌尿器科

10. 泌尿器科
尿路感染症（膀胱炎）

ポイント❗

- 症状は排尿痛，頻尿，尿混濁を3主徴とする疾患で，尿混濁は膿尿，細菌尿，血尿などによる．
- 膀胱炎の多くは細菌性のものである．ほとんどは大腸菌の感染による．女性に多い．
- 複雑性膀胱炎は大腸菌以外の菌によることもあり，複数菌のこともあり，慢性化しているものも多い．
  → 尿沈渣所見が正常化するまで治療する．

急性膀胱炎

処方A クラビット（500mg）1回1錠　1日1回

処方B ケフラール（250mg）1回1カプセル　1日3回

複雑性膀胱炎

処方A オゼックス（150mg）1回1錠　1日3回

処方B フロモックス（75mg）1回1錠　1日3回

処方C バナン（100mg）1回1錠　1日2回

メモ

- 水分の十分な摂取を促し，症状がなくなっても所定の服薬を完了するまで服用を指導する．
- 予防として尿を過度に我慢しない．

●主なニューキノロン系経口抗菌薬

一般名	略号	商品名	剤形	規格(mg)	1回用量(mg)	1日回数
第1世代						
ノルフロキサシン	NFLX	バクシダール	錠	100・200	100〜200	3〜4
オフロキサシン	OFLX	タリビッド	錠	100	100〜200	2〜3
塩酸シプロフロキサシン	CPFX	シプロキサン	錠	100・200	100〜200	2〜3
第2世代						
トスフロキサシントシル酸	TFLX	オゼックス	錠	75・150	150	2〜3
		トスキサシン	錠	75・150	150	2〜3
ロメフロキサシン	LFLX	ロメバクト	カプセル	100	100〜200	2〜3
		バレオン	錠/カプセル	200/100	100〜200	2〜3
レボフロキサシン	LVFX	クラビット	錠	250・500	500	1
第3世代						
プルリフロキサシン	PUFX	スオード	錠	132.1	264.2	2
モキシフロキサシン	MFLX	アベロックス	錠	400	400	1
ガレノキサシン	GRNX	ジェニナック	錠	200	400	1
シタフロキサシン	STFX	グレースビット	錠	50	50	2
					100	1

メモ

10 泌尿器科

●主な抗菌薬

一般名	商品名	剤形	規格(mg)	1回用量(mg)	1日回数
アモキシシリン	サワシリン	錠	250	250	3～4
		カプセル	125・250		
	パセトシン	錠	250		
		カプセル	125・250		
セファレキシン	ケフレックス	カプセル	250	250	6時間毎
セファクロル	ケフラール	カプセル	250	250	3
セフォチアム ヘキセチル塩酸塩	パンスポリンT	錠	100・200	100～200	3
セフロキシム アキセチル	オラセフ	錠	250	250	3(食後)
セフテラム ピボキシル	トミロン	錠	50・100	50～100	3
セフィキシム	セフスパン	カプセル	50・100	50～100	2
セフポドキシム プロキセチル	バナン	錠	100	100	2(食後)
セフジトレン ピボキシル	メイアクトMS	錠	100	100	3(食後)
セフカペン ピボキシル塩酸塩水和物	フロモックス	錠	75・100	100	3(食後)
ミノサイクリン塩酸塩	ミノマイシン	錠	50・100	100～200	1～2
		カプセル			
エリスロマイシン ステアリン酸塩	エリスロシン	錠	100・200	200	4～6
ロキシスロマイシン	ルリッド	錠	150	150	2
クラリスロマイシン	クラリシッド	錠	200	200	2
	クラリス				
アジスロマイシン水和物	ジスロマック	錠	250・600	500	1(3日間)

10. 泌尿器科

尿路結石

ポイント！

- 尿管結石発作は側腹部の激痛で発症することが多い（5年再発率も約40％と高い）．
- 結石成分は蓚酸カルシウムが最も多い．
- 専門医に紹介する時：結石の長径6mm以上で繰り返す疼痛発作や尿路感染の合併や尿路閉塞の持続で腎機能低下傾向にある時．

発作時

処方A　ボルタレン坐剤（50mg）1回1個　頓用
　または　インテバン坐剤（50mg）1回1個　頓用
（1日3回まで）

自然排石を促す薬

処方A　ウロカルン（225mg）1回2錠　1日3回

処方B　ツムラ猪苓湯エキス顆粒　1回2.5g　1日3回　食間

処方C　コスパノン（40mg）1回1錠　1日3回

メモ

- 再発防止のため，原因となった基礎疾患に対する治療を行う．
- 疼痛は尿路の急激な閉塞による腎盂内圧の上昇と尿管壁の過剰な蠕動亢進が原因と考えられている．

文献　● 尿路結石症診療ガイドライン（第2版）．日本泌尿器学会・日本泌尿器内視鏡学会・日本尿路結石症学会 編，金原出版，2013

11. 眼　科

ドライアイ
眼精疲労
結膜炎・アレルギー性結膜炎

11. 眼科
ドライアイ

ポイント❗

- ドライアイの症状メカニズムにつき十分説明する．
- 角結膜表面をなるべく乾かさないというポイントから，次の2つの治療法がある．
  - ①液量を増やす方法として，人工涙液の点眼
  - ②蒸発を抑える方法として，ドライアイ保護用眼鏡（モイスチャーエイド）の使用

【乾燥（ドライアイ）を防ぐ2つの方法】

人工涙液の点眼

処方A　ソフトサンティア点眼液（市販）頻回使用

処方B　ヒアレインミニ点眼液
　　　　　　　　　（0.1％または0.3％）1日6回

ドライアイ保護用眼鏡

モイスチャーエイド
　　ドライアイ発症の原因でもある涙液の蒸発を防ぐために，ドライアイ患者の眼球結膜保護に適している．

メモ

- 部屋の湿度を高く保つこと，風に当たると眼が乾きやすいこと，まばたきが減るとドライアイになりやすいことを十分に理解してもらうこと．
- 点眼液は，中等症以上のドライアイには防腐剤抜きの人工涙液を用いる．

11. 眼科

眼精疲労

ポイント

- 眼精疲労とは，視作業を行うことによって生じる眼の疲労をいう．休息により回復する．
- 病的疲労の場合は，休息によっても回復せず，慢性的に蓄積し，肩こり，めまい，眼痛や頭痛などを生じる．
- 器質的な異常がないか，眼科的精査を忘れずに．

点眼薬

処方A サンコバ点眼液〔0.02%〕(5mL/本) 1回1～2滴 1日3～4回

処方B フラビタン点眼液〔0.05%〕(5mL/本) 1回1～2滴 1日3～4回

処方C ミオピン点眼液 (5mL/本) 1回2～3滴 1日4回

内服薬

処方A メチコバール (500μg) 1回1錠 1日3回 ┐併用可
ATP〔腸溶錠〕(20mg) 1回1錠 1日3回 ┘

メモ

- 眼精疲労は，近視は生じないが，遠視および乱視の原因になると考えられている．
- 加齢に伴う水晶体の硬化や毛様体筋の弾性低下によっても生じる．

11. 眼科
結膜炎・アレルギー性結膜炎

ポイント❗

- 結膜炎は，感染性と非感染性に大別する．
  - 感 染 性：細菌，ウイルス，クラミジアなど．
  - 非感染性：アレルギー性，物理・化学的刺激など．
- 症状：充血と眼脂（目やに）は共通の症状．
  - その他，結膜濾胞，結膜乳頭などの所見の有無．

感染性結膜炎

処方A クラビット点眼液〔0.5・1.5%〕（5mL/本）1回1滴 1日3～4回

処方B ノフロ点眼液〔0.3%〕（5mL/本）1回1滴 1日3～4回

アレルギー性結膜炎

処方A アレギサール点眼液〔0.1%〕（5mL/本）1回1滴 1日2回

処方B リボスチン点眼液〔0.025%〕（5mL/本）1回1～2滴 1日4回

処方C インタール点眼液〔2%〕（5mL/本）1回1～2滴 1日4回
または ザジテン点眼液〔0.05%〕（5mL/本）1回1～2滴 1日4回

処方D リザベン点眼液〔0.5%〕（5mL/本）1回1～2滴 1日4回

症状が強い時

処方A ブロナック点眼液〔0.1%〕（5mL/本）1回1～2滴 1日2回

メモ

- 感染性結膜炎に対して点眼薬を用いる場合は，日中1時間ごとの頻回点眼が有効である．
- アレルギー性結膜炎では，アレルゲンを知ることが治療や予防に役立つ．
- 主要症状は痒み，充血，眼脂である．

●主なアレルギー性結膜炎(眼科用剤)

一般名	商品名	規格	1回用量	1日回数	服薬時間
抗アレルギー薬					
クロモグリク酸ナトリウム	インタール	5mL/本	1回1~2滴	1日4回	朝・昼・夕・眠前
ケトチフェンフマル酸塩	ザジテン	5mL/本	1回1~2滴	1日4回	朝・昼・夕・眠前
ペミロラストカリウム	アレギサール	5mL/本	1回1滴	1日2回	朝・昼・夕・眠前
トラニラスト	リザベン	5mL/本	1回1~2滴	1日4回	朝・昼・夕・眠前
ペミロラストカリウム	ペミラストン	5mL/本	1回1滴	1日2回	朝・昼・夕・眠前
トラニラスト	トラメラス	5mL/本	1回1~2滴	1日4回	朝・昼・夕・眠前
イブジラスト	アイビナール	5mL/本	1回1~2滴	1日4回	朝・昼・夕・眠前
レボカバスチン塩酸塩	リボスチン	5mL/本	1回1~2滴	1日4回	朝・昼・夕・眠前
エピナスチン	アレジオン	5mL/本	1回1滴	1日4回	朝・昼・夕・眠前

メモ

眼科

12. 耳鼻咽喉科

口内炎，口角炎
唾液腺腫脹
ドライマウス（口内乾燥症）
嗅覚障害
味覚障害
鼻出血
メニエール病
副鼻腔炎

12. 耳鼻咽喉科
口内炎，口角炎

ポイント

- 口腔内の複数箇所に炎症がみられる場合，これらを総称して口内炎という．
- ウイルス，細菌，放射線など，また再発性アフタなど原因不明なものまで多様である．
- 専門医に紹介する時：対症療法で軽快しない難治性の場合，クローン病やベーチェット病の疑いもある．

外用薬

処方A デキサルチン口腔用軟膏

処方B ケナログ口腔用軟膏

処方C アフタッチ錠　1回1錠貼付　1日4回
　　　　 イソジンガーグル（殺菌，消毒）

内服薬

処方A フラビタン〔錠〕（5・10mg）1回5～15mg　1日1～3回

口角炎

処方A プロペト（10g/1本）1日2～3回塗布

メモ

- 口内炎の原因は，義歯，歯列矯正の金属による小外傷であることが多い．その他ビタミンB_{12}，葉酸，鉄分の欠乏も示唆されている．
- 口内炎は局所療法．
- 口角炎は唾液付着により増悪することが多い．

12. 耳鼻咽喉科

唾液腺腫脹

ポイント!

- 唾液腺腫脹はさまざまな疾患に起因する症状であり，大唾液腺である耳下腺，顎下腺，舌下腺にそれぞれ特徴がある．
- 詳細な問診，視診，触診が重要であり，腫脹が急激に起こるのか，持続性か，また反復性であるのかを知り，炎症性か腫瘍性かを鑑別する．
- 顎下腺の腫脹と炎症を起こす原因の多くは，唾石症である．食事の際の急激な疼痛と腫脹が典型的な症状である．
- 自然排泄が期待できない時は，口内法による唾石摘出を行う（口腔外科・耳鼻咽喉科にて）．

人工唾液

処方A サリベート（人工唾液，噴霧式エアゾール）
　　　　 口腔内噴霧　頓用

内眼薬

処方A エボザック（30mg）1回1カプセル　1日3回
　 または　サリグレン（30mg）1回1カプセル　1日3回

12. 耳鼻咽喉科
ドライマウス（口内乾燥症）

ポイント❗

- 本症は唾液腺の何らかの障害，異常によって唾液分泌量の低下による口腔内乾燥感を主症状とする．
- 原因は生活習慣や生理的脱水（偏食，ストレス，口呼吸，高熱，出血，浮腫など）．65歳以上の高齢者に多い．
- 全身的疾患に注意．特にシェーグレン症候群の鑑別．
- 唾液腺の機能低下により，口腔内乾燥を生じている場合に薬物療法．

人工唾液

処方A サリベート（噴霧式エアゾール）
　　　　　1回1～2秒　1日4～5回　噴霧

内服薬

処方A サリグレン（30mg）1回1カプセル　1日3回
　または　エボザック（30mg）1回1カプセル　1日3回

処方B ハイボン（20mg）1回1錠　1日3回

含嗽薬

処方A 含嗽用ハチアズレ〔顆〕
　　　　　1回1包100mLの水に溶かして　1日2～3回

処方B アズノールうがい液〔4％〕（5mL/本）
　　　　　1回5～7滴を約100mLの水に溶かして1日数回

漢方薬

処方A ツムラ白虎加人参湯エキス顆粒（3g/包）
　　　　　1回1包　1日3回　食間

処方B ツムラ麦門冬湯エキス顆粒　同上

12. 耳鼻咽喉科

嗅覚障害

ポイント

- 嗅覚障害の原因で最も多いのは，慢性副鼻腔炎であり，アレルギー性鼻炎も含めると半数以上を占めている．次いで感冒罹患後である．
- 嗅覚障害はその原因により治療法が異なる．

呼吸性嗅覚障害（主に副鼻腔炎の治療を行う）

【経口薬】

処方A クラリシッド（200mg） 1回200mg 1日2回
ムコダイン（500mg） 1回500mg 1日3回

【点鼻薬】

処方A フルナーゼ点鼻液（50μg 28噴霧用／50μg 56噴霧用）各鼻腔に1噴霧 1日2回

処方B アラミスト点鼻液（27.5μg 56噴霧用）各鼻腔に2噴霧 1日1回

処方C リノコート鼻用（50μg） 1回1カプセル 1日2回

感冒罹患後嗅覚障害

処方A ツムラ当帰芍薬散エキス〔顆〕 1回2.5g 1日2〜3回 食間

処方B プロマックD（75mg） 1回2錠 1日2回

処方C メチコバール（500μg） 1回1錠 1日3回

メモ

- 慢性副鼻腔炎に起因すると思われる場合は，1ヵ月をめどに保存療法を行う．
- 感冒後嗅覚障害では，ステロイドの点鼻および内服薬の投与を行う．

12. 耳鼻咽喉科
味覚障害

ポイント❗

- 多彩な原因で生じるので，まず正しい診断をつける．
- 味覚障害の原因として，以下が挙げられる．
    ①食事の亜鉛欠乏
    ②降圧薬，利尿薬の服用
    ③肝・腎疾患，糖尿病
- 治療方針
    ①原因となる基礎疾患の治療
    ②服用薬剤の確認
    ③心因性であれば専門医と相談
    ④食事の亜鉛欠乏は亜鉛内服療法と食事指導

処方A　プロマック〔顆〕1回75mg　1日2回
　　または　プロマックD（75mg）1回1錠　1日2回

処方B　メチコバール（500μg）1回1錠　1日3回 ⎫
　　　　　チョコラA（1万IU）1回2錠　1日3回 ⎬ 併用可
　　　　　ユベラN（100mg）1回1カプセル　1日3回 ⎭

メモ

- 亜鉛内服療法とともに亜鉛の豊富な食品についての食事指導をする．
- 亜鉛を豊富に含む食品
  魚介類：カキ，カズノコ．嗜好飲料：抹茶，緑茶，ココア．海藻類：のり，寒天，ひじき．種実類：アーモンド，ごま，納豆など．
- 薬剤では亜鉛キレート作用が原因の一つである➡薬剤の中止．
- 鉄欠乏性貧血では，鉄剤投与により味覚障害が回復することがある．

12. 耳鼻咽喉科

鼻 出 血

ポイント❗

- 出血部位の大部分は鼻中前隔下方のキーゼルバッハである．鼻をほじる，くしゃみをするなどによって起こる場合が多い．
- 原疾患が明らかな場合は症候性と呼び，腫瘍，外傷，高血圧，動脈硬化，血液疾患，肝疾患などがある．
- 坐位にし，ガーゼを患側の鼻腔に挿入，冷やす．

処方A　アドナ（30mg）1回1錠　1日3回 ｝併用可
　　　　トランサミン（250mg）1回1錠 または 1カプセル
　　　　　　　　　　　　　　　　　　　1日3回

メ モ

- 抗凝固薬の投与を受けている症例が最近増加している．止血薬の投与については担当医との連絡を必要とする．
- 多量出血例は専門医へ．

12. 耳鼻咽喉科
メニエール病

ポイント❗

- 診断のポイントは現症にある．
- メニエール病の内耳では，内リンパ腫が明らかになっているが，発生原因は不明である．
- 自発性のめまい発作を反復し，同時に難聴，耳鳴りといった蝸牛症状が随伴，変動する．
- 発作時には嘔気，嘔吐，頭痛を伴うので，静かで，うす暗い部屋に患者自身により楽な姿勢位で臥床させる．

処方A	トラベルミン 1回1錠 頓服	併用可
または	ドラマミン（50mg）1回1錠 頓服	
	プリンペラン（5mg）1回1〜2錠 頓服	

安定期

処方A	セファドール（25mg）1回1錠 1日3回	併用可
	リーゼ（10mg）1回1錠 1日3回	
	ナウゼリン（10mg）1回1錠 1日3回	

処方B	セルシン（5mg）1回1錠 1日3回	併用可
	カリクレイン（10単位）1回1〜2錠 1日3回	

メモ

- 発病早期に適切な生活指導，治療が行われれば完治する．

[生活指導]
- 誘因となったストレスを特定し軽減をはかる．
- 趣味やスポーツを週に1度は行うように勧める．
- 耳閉感やめまいに応じて投薬する．

12. 耳鼻咽喉科

副鼻腔炎

ポイント❗

- 急性副鼻腔炎は，急性上気道炎に併発することが多い．
- 症状は，膿性鼻漏，頬部痛，歯痛，前頭部痛，鼻閉などである．
- 起炎菌は，肺炎球菌，インフルエンザ菌，黄色ブドウ球菌などが多い．

処方A メイアクトMS（100mg）1回1錠　1日3回
　　　　 ムコダイン（500mg）1回1錠　1日3回

処方B クラビット（500mg）1回1錠　1日1回
　　　　 エンピナースP（18000IU）1回1錠　1日3回

≪その他よく使われる抗菌薬≫
1) オーグメンチン（125mg）1回2錠　1日4回
2) サワシリン（250mg）1回2カプセル　1日3回
3) クラリス（200mg）1回1錠　1日2回

疼痛の強い場合

処方A ロキソニン（60mg）1回1錠　1日2～3回

メモ

- 鼻閉に対しては，末梢血管収縮薬の点鼻剤や鼻腔噴霧剤が速効する．副作用があることから，使用は1日1回程度にとどめる．
- 抗菌薬を1週間服用しても鼻漏が改善しない場合には，抗菌薬が不適と考える必要がある．

13. 感染症

マイコプラズマ感染症
扁桃炎
皮膚軟部組織感染症（毛嚢炎）
伝染性単核症

13. 感染症
マイコプラズマ感染症

ポイント❗

- 年齢60歳未満, 基礎疾患がない, 軽微で頑固な咳, 聴診上所見が乏しい, 喀痰が少ない, 白血球数が10,000/μL未満であることが特徴である.
- 診断は, 一般的には血清抗体価測定（4倍以上のペア血清上昇）.

処方A　クラリス（200mg）1回1錠　1日2回
　　または　クラリシッド（200mg）1回1錠　1日2回

処方B　ジスロマック（250mg）1回2錠　1日1回
　　　　　　　　　　　　　　　　　　　（3日間）

処方C　ミノマイシン（100mg）1回1錠　1日2回
　　　　　　　　　　　　　　　　　　　（7日間）

メ モ

- マイコプラズマ感染症に対して薬事法上承認されているのは, マクロライド系抗菌薬とクリンダマイシンであるが, ミノサイクリンやニューキノロン系抗菌薬の有効性も認められている.
- 本症は市中感染として若年者に多くみられる.
- 咳は頑固で長引くことが多い.
- 臨床症状が改善しても, さらに7～10日間ほど服用を続けることが望ましい.

13. 感染症

扁桃炎

ポイント❗

- 急性扁桃炎はリンパ組織の細菌感染症である．
- 治療は安静と抗菌薬を中心とした原因療法が重要である．
- 発熱，咽頭痛に対して，解熱，鎮痛薬，抗炎症作用の抗プラスミン薬，うがい薬，トローチなどを用いる．

処方A イソジンガーグル液7%（30mL/本）
　　　　2〜4mLを水約60mLで希釈　1日3〜4回　含嗽
または　含嗽用ハチアズレ（2g/包）
　　　　1包を100mLの水に溶かして1日3〜4回　含嗽

処方B SPトローチ「明治」（0.25mg）1回1錠　1日6回
または　オラドールトローチ（0.5mg）1回1錠　1日3〜6回

抗菌薬

処方A パセトシン（250mg）1回1錠　1日4回

処方B フロモックス（100mg）1回1錠　1日2〜3回
　　　　第三世代セフェム系（バナン，メイアクトMS，トミロンなど）

メモ

- 主要起炎菌としては，グラム陽性菌が多い．
- 抗菌薬は，まず3〜4日の投与で効果が得られない時は抗菌薬の変更を検討する．
- 咽頭痛による摂食障害時は，補液や抗菌薬の経静脈投与が必要である．

● 主な含嗽薬・トローチ

商品名	1回用量	1日回数
イソジンガーグル液7%	1本30mL	3~4回含嗽
含嗽用ハチアズレ0.1%	1回2g(包)	3~4回含嗽
アズノールうがい液4%	1本/5mL	数回
SPトローチ「明治」(0.25mg)	1回1錠	4~6回
オラドールトローチ (0.5mg)	1回1錠	3~6回
セチルピリジニウム塩化物トローチ (2mg)	1回1錠	3~4回
アズノールST (錠口腔用)	1回1錠	3~4回

メモ

13. 感染症
皮膚軟部組織感染症（毛嚢炎）

ポイント!

- 浅在性毛嚢炎は抗菌薬含有軟膏の塗布．深在性毛嚢炎には症状により抗菌薬内服を行う．
- 主として黄色ブドウ球菌，表皮ブドウ球菌による毛包の炎症である．
- 浅在性毛嚢炎は毛孔に一致して紅斑性膿皮症をみる．

外用薬

処方A	アクアチム（クリーム）1日2回　塗布

処方B	フシジンレオ（軟膏）5g ／ ゲンタシン（軟膏）5g　1：1混合　1日2回　塗布

内服薬

処方A	サワシリン（250mg）1回1錠　1日3～4回

処方B	ケフレックス（500mg）1回1カプセル　1日4回

処方C	オーグメンチン配合錠125SS（250mg）1回1錠　1日3～4回

処方D	ダラシン（150mg）1回1カプセル　1日4回

メモ

- 浅在性毛嚢炎の原因はブドウ球菌の毛孔への感染．治療は膿疱を破り，抗菌薬の単純塗布あるいは消毒．
- 癤（おでき）：毛孔から侵入した黄色ブドウ球菌による化膿性炎症が深部に及んだもの．自潰か切開による排膿で軽快する．
- 癰（よう）：癤がさらに拡大したもの．発熱，疼痛などの全身症状を伴い，真皮が壊死に陥る．

13. 感染症
伝染性単核症

ポイント❗

- 伝染性単核症は発熱，咽頭炎，リンパ節腫脹と肝障害を主徴とする．
- 末梢血中に多数のリンパ球が出現する．
- 原則として15〜25歳前後の若年者に限られる．
- 躯幹と四肢近位部に風疹様の紅斑が散発する．
- 対症療法を行う．急性期には安静とする．

発熱，咽頭痛に対して

処方A ナイキサン（100mg）1回1錠 1日3回
処方B ロキソニン（60mg）1回1錠 1日3回

咽頭炎，扁桃炎に対して

処方A イソジンガーグル液7%（30mL/本）
2〜4mLを水約60mLで希釈して1日4回含嗽

細菌感染症の合併に対して

処方A クラリス（200mg）1回1錠 1日2回

メモ

- 本症はほとんどが自然治癒する．
- 稀に脾破裂が致命的となることがあるので，転倒などにより左側腹部を打撲しないように注意し，スポーツは禁止とする．

14. 皮膚科・アレルギー

接触性皮膚炎
アトピー性皮膚炎
花粉症（アレルギー性鼻炎）
じん麻疹
白癬（水虫）
皮膚瘙痒症（皮膚乾燥症）
多汗症・汗疱
単純ヘルペス
帯状疱疹
ふけ症

14. 皮膚科・アレルギー
接触性皮膚炎

ポイント❗

- その成因から、おおまかに接触性接触皮膚炎、アレルギー性接触皮膚炎、光線接触皮膚炎がある．
- 症状：紅斑，浮腫，丘疹さらに水疱，びらん，痂皮を伴った急性湿疹．

外用薬

処方A アンテベート軟膏（10g/本）〈腕 他〉1日2回 塗布
または マイザー軟膏（5g/本）1日2回 塗布

処方B アルメタ軟膏（5g/本）〈顔〉1日1～数回 塗布
または リドメックスコーワ軟膏（5g/本）1日1～数回 塗布

処方C リンデロン−Vローション（20mL/本）〈頭〉1日2回 塗布

内服薬

処方A タリオン（10mg）1回1錠 1日2回

処方B エバステル（10mg）1回1錠 1日1回
朝食後 または 眠前

メ モ

- まず原因物質の究明と，安全な代替品の選択である．
- 皮疹に対しては，軽症から中等症までは，副腎皮質ホルモン外用薬や抗ヒスタミン薬の内服．
- 重症例は皮膚科に依頼する．

●主な副腎皮質ホルモン外用薬

一般名	商品名	剤形	規格	用法・用量
クロベタゾールプロピオン酸エステル	デルモベート	軟膏・クリーム	0.05%　5g, 30g	1日1〜数回
ジフロラゾン酢酸エステル	ダイアコート	軟膏・クリーム	0.05%　5g, 10g, 100g（軟膏）	1日1〜数回
ジフルプレドナート	マイザー	軟膏・クリーム	0.05%　5g, 10g, 30g, 100g, 500g	1日1〜数回
ベタメタゾン酪酸エステルプロピオン酸エステル	アンテベート	軟膏・クリーム	0.05%　5g, 10g, 100g, 500g	1日1〜数回
ベタメタゾン吉草酸エステル	ベトネベート	軟膏・クリーム	0.12%　5g, 30g	1日1〜数回
プレドニゾロン吉草酸エステル酢酸エステル	リドメックスコーワ	軟膏・クリーム	0.3%　5g, 10g, 100g,（軟膏のみ）500g,（クリームのみ）600g	1日1〜数回
クロベタゾン酪酸エステル	キンダベート	軟膏	0.05%　5g, 10g	1日1〜数回
クロタミトン・ヒドロコルチゾン配合	オイラックスH	クリーム	5g, 10g, 500g	1日1〜数回
ジフェンヒドラミン塩酸塩・フラジオマイシン硫酸塩・ヒドロコルチゾン酢酸エステル配合	強力レスタミンコーチゾンコーワ	軟膏	10g, 250g	1日1〜数回
デキサメタゾン・脱脂大豆乾留タール配合	グリメサゾン	軟膏	5g, 10g, 100g	1日1〜数回
ヒドロコルチゾン	テラ・コートリル	軟膏	5g, 25g	1日1〜数回
フルオシノロンアセトニド	デルモランF	軟膏	5g	1日1〜数回
	フルコートF	軟膏	5g, 500g	1日1〜数回
ベタメタゾン吉草酸エステル	リンデロン-VG	軟膏	0.12%　5g, 10g, 200g	1日2〜数回
		ローション	10mL	
フラジオマイシン硫酸塩・プレドニゾロン配合	エアゾリンD1	エアゾール	17g, 57g	1回1〜2秒, 1日1〜数回
混合死菌浮遊液・ヒドロコルチゾン配合	エキザルベ	軟膏	5g, 100g, 500g	1日1〜数回
トリアムシノロンアセトニド	レダコート	軟膏・クリーム	0.1%　5g, 25g, 500g	1日2〜3回

14　皮膚科・アレルギー

14. 皮膚科・アレルギー
アトピー性皮膚炎

ポイント❗

- アトピー性皮膚炎（AD）は症状の消長を繰り返しながら慢性に経過する湿疹を主病変とする疾患である．
- 家族歴，アトピー疾患（気管支喘息，アレルギー性鼻炎，結膜炎など）を有することが多い．

顔面湿疹

処方A　キンダベート（軟膏）1日2回　単純塗擦

難治性顔面皮疹

処方A　プロトピック（軟膏）1日1〜2回　単純塗擦

紅色丘疹，紅斑主体

処方A　リドメックスコーワ（軟膏）1日2回　単純塗擦
　　または　リンデロン−V（軟膏）1日2回　単純塗擦

苔癬化の強い皮疹

処方A　アンテベート（軟膏）1日2回　単純塗擦
　　または　マイザー（軟膏）1日2回　単純塗擦

痒　疹

処方A　デルモベート（軟膏）1日2回　単純塗擦

メモ

- 外用療法は皮膚の炎症を十分コントロールできる副腎皮質ホルモン外用薬が主体となっている．

文献　● アトピー性皮膚炎診療ガイドライン2012. 日本アレルギー学会 アトピー性皮膚炎ガイドライン専門部会. 協和企画, 2012

14. 皮膚科・アレルギー

花粉症(アレルギー性鼻炎)

ポイント❗

- 花粉の飛散期に花粉の曝露を受けると、症状としてくしゃみ、鼻汁、鼻閉、眼の痒み、鼻の痒み、咽頭違和感、咳、咽頭痛を訴える.
- 専門医に紹介する時:日常生活に支障をきたす患者・減感作療法や外科的治療が適応と思われる患者.

よく使われている抗アレルギー薬

処方A アレグラ〔錠〕(30・60mg) 1回60mg 1日2回

処方B アレロック〔錠〕(2.5・5mg) 1回5mg 1日2回

処方C ザイザル (5mg) 1回1錠 1日1回 眠前

処方D タリオン〔錠〕(5・10mg) 1回10mg 1日2回

処方E アレジオン〔錠〕(10・20mg) 1回10〜20mg 1日1〜2回

処方F クラリチン (10mg) 1回1錠 1日1回(レディタブあり)

鼻閉の症状主体の場合

処方A シングレア (10mg) 1回1錠 1日1回 朝食後

処方B オノン (112.5mg) 1回2カプセル 1日2回 朝・夕食後

重症例

処方A セレスタミン配合錠 1回1錠 1日2回
(副腎皮質ホルモン+抗アレルギー薬)

メモ

- 対症療法で効果があがらない場合、抗原特異的免疫療法が勧められる.

文献 ●鼻アレルギー診療ガイドライン-通年性鼻炎と花粉症 2013年版(改訂第7版). 鼻アレルギー診療ガイドライン作成委員会 編. ライフ・サイエンス, 2013

●主なヒスタミンH₁拮抗薬（抗アレルギー薬）

一般名	商品名	剤形	規格(mg)	1回用量(mg)	1日回数	服薬時間
ケトチフェンフマル酸塩	ザジテン	カプセル	1	1	2	朝食後と眠前
	ジキリオン	シロップ	0.02%	〔小児〕0.15mL/kg	2	朝食後および眠前
アゼラスチン塩酸塩	アゼプチン	錠	0.5・1	2	2	―
オキサトミド	セルテクト	錠	30	30	2	朝・眠前
メキタジン	ゼスラン	錠	3	3	2	朝・眠前
	ニポラジン					
フェキソフェナジン塩酸塩	アレグラ	錠	30・60	60	2	朝・眠前
エメダスチンフマル酸塩	ダレン	カプセル	1・2	1〜2	2	朝・眠前
	レミカット					
エピナスチン塩酸塩	アレジオン	錠	10・20	20	1または2	1-眠前 2-朝食後・眠前
エバスチン	エバステル	錠・OD錠	5・10	5〜10	1	眠前
セチリジン塩酸塩	ジルテック	錠	5・10	10	1	眠前
ベポタスチンベシル酸塩	タリオン	錠・OD錠	5・10	10	2	朝・眠前
オロパタジン塩酸塩	アレロック	錠・OD錠	2.5・5	5	2	朝・眠前
ロラタジン	クラリチン	錠・レディタブ錠	10	10	1	朝食後

メモ

●主なアレルギー性鼻炎薬（点鼻薬）

一般名	商品名	剤形	規格		1回用量	1日回数
副腎皮質ホルモン薬						
フルチカゾンプロピオン酸エステル	フルナーゼ	点鼻液	50μg 28噴霧用	4mL/	1回1噴霧	1日2回
			50μg 56噴霧用	8mL/		
モメタゾンフランカルボン酸エステル水和物	ナゾネックス	点鼻液	50μg 56噴霧用	10g	1回2噴霧	1日1回
			50μg 112噴霧用	18g		
フラチカゾンフランカルボン酸エステル	アラミスト	点鼻液	27.5μg 56噴霧用	6g	1回2噴霧	1日1回
デキサメタゾンペシル酸エステル	エリザス	カプセル外用	400μg カプセル噴霧用		1回 1カプセル	専用噴霧器使用 1日1回
抗アレルギー薬						
クロモグリク酸ナトリウム	インタール	点鼻液	2%，9.5mL/		1回1噴霧	1日6回
アンレキサノクス	ソルファ	点鼻液	0.25%，8mL/		1回1噴霧	1日3～6回
ケトチフェンフマル酸塩	ザジテン	点鼻液	0.05%，8mL/		1回1噴霧	1日4回
レボカバスチン塩酸塩	リボスチン	点鼻液	0.025mg 112噴霧用		1回2噴霧	1日4回
血管収縮薬						
ナファゾリン硝酸塩	プリビナ	液	0.05%	500mL	2～4滴	1日1回

メモ

14. 皮膚科・アレルギー
じん麻疹

ポイント❗

- 一過性，限局性に出現する潮紅を伴う膨疹をいう．
- 通常，個々の皮疹は24時間以内に色素沈着，落屑などを残さず跡形なく消退する．
- その出没が3～4週間以上持続するものを慢性じん麻疹という．
- 専門医に紹介する時：通常の薬物治療で改善しない時は，皮膚科に紹介する．

| 処方A | ポララミン（2mg）1回1錠　1日3回 |

| 処方B | アレグラ（60mg）1回1錠　1日2回 |

| 処方C | アタラックス-P（25mg）1回1カプセル　1日2回　朝・眠前 |

全身症状出現時

| 処方A | アレロック（5mg）1回1錠　1日2回　朝・夕 |

| 処方B | プレドニン（5mg）1回1～2錠　1日2回 |

| 処方C | セレスタミン　1回1錠　1日2回 |

メモ

- 治療の基本は原因・誘因・増悪因子を追求し，原因療法と対症療法を行う．
- 抗ヒスタミン薬や抗アレルギー薬を使用する場合，眠気などの副作用に注意する．

14. 皮膚科・アレルギー

白 癬（水虫）

ポイント！

- 皮膚糸状菌は表皮の角層に存在するため，原則として外用抗真菌薬が第一選択薬となる．
- 浅在性白癬は罹患部位により，頭部浅在性白癬（しらくも），体部白癬（たむし），股部白癬（いんきんたむし），手足白癬（水虫），爪白癬に分類される．

よく使われている外用薬

| 処方A | ラミシールクリーム　10g/本　1日1回（外用液・スプレーあり） |

| 処方B | マイコスポールクリーム　10g/本　1日1回（外用液あり） |

| 処方C | メンタックスクリーム　10g/本　1日1回（外用液・スプレーあり） |

| 処方D | フロリードDクリーム　10g/本　1日2〜3回 |

| 処方E | ニゾラールクリーム　10g/本　1日1〜2回（ローションあり） |

内服薬

| 処方A | ラミシール（125mg）1回1錠　1日1回　朝
＊肝障害，血液障害に注意． |

| 処方B | イトラコナゾール（50mg）1回2錠　1日1回　朝
＊併用，相互作用に禁忌多し．注意!! |

メモ

- 足白癬の経過中に発赤，腫脹，疼痛が生じた場合は，細菌感染を併発している．ただちに抗菌薬の投与が必要である．
- ラミシールの内服薬は，稀に重篤な肝障害，血液障害がある．シメチジン・リファンピシン，黄体卵胞ホルモン混合製剤との相互作用あり．

14. 皮膚科・アレルギー
皮膚瘙痒症（皮膚乾燥症）

ポイント❗

- 皮膚病変を伴わない瘙痒を，皮膚瘙痒症と総称する．
- 特に冬季に高齢者に好発する老人性皮膚瘙痒症（皮膚乾燥症）である．

処方A	ウレパールクリーム　1日2回　塗布（ローションあり）
処方B	パスタロン　1日2回塗布（軟膏・クリーム・ローション）
処方C	オイラックスクリーム　1日2回塗布（軟膏,オイラックスHクリームあり）
処方D	ヒルドイド　1日2回塗布（軟膏，ローション，ゲル）

搔破による二次的な湿疹性変化を伴う時

処方A	メサデルム軟膏　1日1〜数回（クリームあり）
処方B	亜鉛華軟膏　1日1〜数回
処方C	上記A＋Bの混合剤　1日1〜数回

角質の溶解

処方A	ケラチナミンコーワクリーム（20・50g）1日2回塗布

内服療法

処方A	セルテクト（30mg）1回1錠　1日2回
処方B	エバステル（10mg）1回1錠　1日1回　夕食後
処方C	ジルテック（10mg）1回1錠　1日1回　眠前

メモ

- 搔破し続けることにより続発性の湿疹性変化を生じ，瘙痒を増すので，搔破しないように話す．
- 可能な限り増悪因子の除去に努め，特に入浴時の過度の皮膚洗浄による皮脂の取りすぎに注意する．

14. 皮膚科・アレルギー
多汗症・汗疱

ポイント❗

- ●多汗症
  - ・全身多汗症では基礎疾患の治療を行う．
  - ・掌蹠多汗症や顔面多汗症のような緊張時にみられる精神発作がある．
  - ・他に味覚性多汗症がある．
- ●汗疱
  - ・手掌，足蹠に一過性に小水疱形成を認めるもので，夏に多い．季節の変わり目によくみられる．
  - ・青壮年に多い．

> **処方A**　グランダキシン（50mg）1回1錠　1日3回
> ＊精神的発汗に対して．

落屑が主体の軽症例

> **処方A**　ケラチナミンコーワクリーム　1日3回　塗布

炎症症状が比較的強い症例

> **処方A**　アンテベート（クリーム）1日3回　塗布

内服薬

> **処方A**　ジルテック（10mg）1回1錠　1日1回　眠前

メモ

- ●多汗症は基礎疾患として甲状腺機能亢進症に注意．
- ●高温環境や重労働により皮膚温が上昇した結果として全身性発汗症がある．

14. 皮膚科・アレルギー
単純ヘルペス

ポイント！

- 日常診療では口唇ヘルペスや再発型性器ヘルペスが最も多い．

外用薬

処方A アラセナ-A軟膏3%（5g/本）1日1～4回　塗布

処方B ゾビラックス軟膏5%（5g/本）1日1～4回　塗布

内服薬

処方A ゾビラックス（200mg）1回1錠　1日5回
（完全に痂皮化するまで服用）

処方B バルトレックス（500mg）1回1錠　1日2回

メモ

- 日常診療では，口唇ヘルペスや再発型性器ヘルペスが最も多い．次いで顔面ヘルペス，カポジ水痘様発疹症，殿部ヘルペスである．
- 抗ウイルス薬を5日間投与しても改善傾向がみられない場合は，診断の間違いか細菌の二次感染を考える．

14. 皮膚科・アレルギー
帯状疱疹

ポイント

- 一定の神経支配領域に水疱が多発し，片側性の神経性疼痛として始まる．
- 急性期の疼痛を緩和し，疱疹の上皮化を促進するとともに，後遺症である帯状疱疹後の神経痛の発生を予防する．

軽症または中等症

処方A　バルトレックス（500mg）1回2錠　1日3回

処方B　ゾビラックス（400mg）1回2錠　1日5回（5日間）

処方C　ロキソニン（60mg）1回1錠　1日3回

軽症または中等症〔外用薬〕

処方A　フエナゾール軟膏　1日1～2回　塗布

疼痛の強い時

処方A　リンデロン〔錠〕（0.5mg）1回1～2mg　1日3回（徐々に漸減）

処方B　リリカ（75mg）1回1錠　1日2回　朝・夕

メモ

- 早期診断，早期治療を必要とする．軽症では内服治療．
- 中等症以上では，点滴静注を基本とする．皮膚科への依頼が望ましい．
- 局所外用療法は水疱びらん部の二次感染防止，局所保護の目的で消毒ののち外用療法を行う．

14. 皮膚科・アレルギー

ふけ症

ポイント❗

- ふけ症は，頭皮や毛髪にふけが付着している状態で，痒みや発赤など皮膚炎の症状はないが，脂漏性皮膚炎の軽症型として扱う．
- 治療は，スキンケアと外用および内服療法を組み合わせる．

外用療法

処方A デキサメサゾンローション　1日2回　塗布

処方B リンデロン-Vローション　1日2回　塗布

内服療法

処方A アタラックス（10mg）1回1錠　1日1回　眠前

処方B ニポラジン（3mg）1回2錠　1日2回

予防用

処方A ニゾラールクリーム　7日間に1度

メモ

- スキンケア
  ふけ落としをしない．ドライヤーの熱風やブラシの歯を地肌に当てない．低刺激性の洗浄剤を手につけて皮膚をやさしくなで洗い，を基本とする．
- ふけ取りシャンプーは，抗真菌薬硝酸ミコナゾール配合の持田ヘルスケアのコラージュフルフルを勧めている．

15. 環境・職業　他

時差ぼけ
乗り物酔い
高山病（予防）
慢性疲労症候群
更年期障害
禁煙指導・治療
勃起障害（ED）

15. 環境・職業 他
時差ぼけ

ポイント❗

- 時差ぼけは4～5時間以上の時差のある地域に急激に移動した時に生じる種々の心身の不調をいう．
- 出発地の時刻に同調していた生体時計が到着地の時刻と大幅にずれてしまうため睡眠障害や昼間の過度の眠気，精神作業能力の低下，食欲低下などを生じる．

処方A　ハルシオン（0.25mg）1回1錠　1日1回　眠前

処方B　レンドルミン（0.25mg）1回1錠　1日1回　眠前

処方C　ベンザリン（5mg）1回1錠　1日1回　眠前

処方D　リスミー（1mg）1回1錠　1日1回　眠前

知　識

- ジェット・ラグ症候群（Jet lag syndrome）
子午線を通過する2時間以上の時差帯域への高速な移動後に生じる精神的，身体的な一過性の不調和状態とされる．いわゆる「時差ぼけ」である．
時差が比較的大きな遠隔地に移動した際に，生体時計と現地時刻との間にずれを生じ，夜間の不眠，日中の眠気，作業能率の低下，倦怠感，食欲不振などの身体・精神症状が出現する状態である．

メ　モ

- 時差ぼけで最も頻度の高い睡眠障害に対して超短時間，短時間型睡眠薬を使用する．
- 午前中屋外で日光を浴び，午後は室内で過ごすと同調しやすくなる．

15. 環境・職業 他
乗り物酔い

ポイント!

- 車，船，飛行機などの乗り物によって起こる症状．
- 倦怠感，おくび，顔面蒼白という軽い症状から，冷汗，唾液分泌過剰，頭痛が起こり悪心，嘔吐に至る．
- 搭乗前あるいは症状発現前に内服すると効果が高い．

処方A　トラベルミン　1回1錠　頓用（1日3回まで）
　　または　ドラマミン（50mg）1回1錠　頓用
　　　　　　　　　　　　　　　　　　（1日3回まで）

抗不安薬

処方A　セルシン（2mg）1回1錠　頓用（1日4回まで）

メモ

- 年齢的には，小学校高学年で最も感受性が高い．両側の内耳迷路機能の低下した人では乗り物酔いは起こりにくい．
- 乗り物に長時間乗る前に十分な睡眠をとり，空腹，食べすぎを避ける．
- 加速や減速，遠心力で身体が揺らぐことにより酔いが起こりやすくなる．

15. 環境・職業 他
高山病（予防）

ポイント❗

- 高山病は，いずれも高度2500m以上の高地で発症するが，その発症には，到達に要する時間も関与している．
- 急性の場合，頭痛，睡眠障害，食欲不振，嘔気，めまいなどの症状が出現する．さらに，高地肺水腫の症状へと進む．
- 早期に症状を把握する．早期治療が最も重要．安静，利尿薬の服用，さらに酸素吸入が基本である．

| 処方A | ラシックス（20mgまたは40mg）1回1錠　1日1回　朝 |

| 処方B | ダイアモックス（250mg）1回1錠　1日2回 |

頭痛に対して

| 処方A | バファリン（330mg）1回1〜2錠　頓用 |

メモ

- 予防が大切である．高地環境に順応しながら登山することである．発症に関与する到達高度，登山の速度，高地での運動量などについて説明する．
- 初期症状を早期に把握し，早期に治療を開始する．
- 基本は安静と酸素吸入である．

15. 環境・職業 他

慢性疲労症候群

ポイント❗

- 慢性に経過する激しい全身倦怠感を主症状とし，ほかに微熱，咽頭痛，筋肉痛などの身体症状と抑うつ，集中力低下などの精神症状を呈する1つの疾患．20～50歳代で発症し，女性に多い．
- 診断：厚生労働省研究班の診断基準がある．激しい全身倦怠が6ヵ月以上持続し，他の器質疾患を除外できる症例．

精神症状に対して

処方A　ドグマチール（50mg）1回1錠　1日3回 ｝併用可
　　　　ソラナックス（0.4mg）1回1錠　1日1回　夕

処方B　トリプタノール（10mg）1回1錠　1日3回 ｝併用可
　　　　リーゼ（5mg）1回1錠　1日2回

全身倦怠が強い例

処方A　メチコバール（500μg）1回1錠　1日3回
　　　　シナール（200mg）1回1錠　1日3回

メモ

- 精神神経疾患の除外に苦慮する場合は，精神神経科医の診察を受けることを勧める．

15. 環境・職業 他
更年期障害

ポイント❗

- 自然または人工閉経に伴い出現する多様な身体的精神的不定愁訴により日常生活が障害される状態.
- 卵巣機能低下に起因する自律神経失調症状を中心とする不定愁訴を含めるが, 加齢による症状と区別する必要あり.
- 症状としては, のぼせ, ほてりなどの血管運動神経症状, 不安感, イライラなどの精神神経症状, 肩こり, 易疲労感などの身体症状がある.

自律神経症状

処方A グランダキシン（50mg）1回1錠　1日3回

処方B セディール（10mg）1回1錠　1日3回

不安, 動悸

処方A デパス（0.5mg）1回1錠　1日3回

処方B メイラックス（1mg）1回1錠　1日2回

不定愁訴

処方A ツムラ当帰芍薬散エキス〔顆〕 1回2.5g　1日3回

メモ

- 更年期に現れる多種多様の症候群であるが, 自律神経失調を中心とした不定愁訴を主訴としている.
- 心因性の不定愁訴に対しては, カウンセリングによる心理的なサポートも必要である.

●主な抗不安薬

一般名	商品名	剤形	規格(mg)	1回用量(mg)	1日回数
短時間型					
エチゾラム	デパス	錠	0.25・0.5・1	0.5～1	3
クロチアゼパム	リーゼ	錠	5・10	5～10	3
フルタゾラム	コレミナール	錠	4	4	3
中間型					
ロラゼパム	ワイパックス	錠	0.5・1	0.5～1	2～3
アルプラゾラム	コンスタン	錠	0.4・0.8	0.4	3
	ソラナックス	錠			
ブロマゼパム	レキソタン	錠	1・2・5	2～5	2～3
	セニラン	錠	1・2・3・5		
長時間型					
フルジアゼパム	エリスパン	錠	0.25	0.25	3
メキサゾラム	メレックス	錠	0.5・1	0.5～1	3
クロルジアゼポキシド	コントール	錠	5・10	10～20	2～3
	バランス				
メダゼパム	レスミット	錠	2・5	10～30	1～3
クロキサゾラム	セパゾン	錠	1・2	1～4	3
オキサゾラム	セレナール	錠	5・10	10～20	3
ジアゼパム	セルシン	錠	2・5・10	2～5	2～4
	ホリゾン	錠	2・5		
超長時間型					
フルトプラゼパム	レスタス	錠	2	2	1～2
ロフラゼプ酸エチル	メイラックス	錠	1・2	1～2	1～2
その他（セロトニン1A部分作動薬）					
タンドスピロンクエン酸塩	セディール	錠	5・10・20	10	3

15. 環境・職業 他
禁煙指導・治療

ポイント❗

- 喫煙習慣という心理的依存とニコチンへの薬理学的依存の両方を克服する必要がある．
- 現在は行動療法と薬物療法の組み合わせが主流である．
- 禁煙は徐々にタバコを減らすよりも，突然すっぱり止めるほうが成功する率が高い．

経皮吸収型ニコチン製剤

処方A　ニコチネルTTS（条件を満たす患者のみ保険適用）
　　　　1日1回1枚　起床時貼付（24時間）
　　　　　はじめの4週間　　ニコチネルTTS（30）
　　　　　次の2週間　　　　ニコチネルTTS（20）
　　　　　さらに2週間　　　ニコチネルTTS（10）
　　　　　（10週後確認する）

貼付部位：上腕部，腹部，腰背部
　　　　　繰り返し同一箇所に貼付しないよう指導．

ニコチンガム製剤

処方A　ニコチンガム（保険適用外）
　　　　（1回につき1個を30〜60分かけてゆっくり噛む）

経口禁煙補助薬

処方A　チャンピックス（条件を満たす患者のみ保険適用）
　　　　　　　　0.5mg錠（132.60円）
　　　　　　　　1mg錠（237.40円）

　　　　　1〜3日目　　0.5mg錠　　1日1回
　　　　　4〜7日目　　0.5mg錠　　1日2回
　　　　　8日目〜　　　1mg錠　　　1日2回　朝・夕
　　　　　　　　　　　　　　　　　12週間

15. 環境・職業 他

勃起障害（ED）

ポイント❗

- 狭心症薬服用者には禁忌である．
  硝酸薬やNO供与剤との併用は禁忌である．
- 性行為の約1時間前に服用する．

[保険適用外]

処方A　バイアグラ（25mg または 50mg）1回1錠

処方B　レビトラ（5mg または 10mg）1回1錠

処方C　シアリス（5mg または 10mg）1回1錠

知　識

- バイアグラには血管を拡張して血流を増やす作用がある．したがってバイアグラにより海綿体の血流が保持され勃起が維持されることになる．
- バイアグラによる血圧低下は少なく，せいぜい10mmHg程度といわれている．しかしニトログリセリンやフランドル，シグマートなどは，それ自体サイクリックGMP濃度を上昇させるので，これらとバイアグラを併用すると血圧低下が著しく現れ，危険な事態を発生させる．Ca拮抗薬についてはそのような危険は少ないといわれているが，注意は必要である．

メ　モ

- EDには心因性など機能性と血管性，神経性，陰茎性などの器質性があるが，混合性もある．
- EDの原因となりうる向精神薬などの服用の有無を確認する．
- 65歳以上や肝・腎臓機能低下例では慎重に投与する．
- α遮断薬とレビトラ錠は併用禁忌である．

文献　● ED診療ガイドライン（2012年版）．日本性機能学会 ED診療ガイドライン2012年版作成委員会 編．リッチヒルメディカル，2012

16. 付 録

●よく使われる漢方薬

1. 胃部不定愁訴・胃の働き↑　　　　→六君子湯
2. 消化吸収機能↑　元気を益す　　　→補中益気湯
3. 身体機能↑，内臓下垂に良い　　　→大建中湯
4. 冷え症，更年期障害　　　　　　　→加味逍遥散
5. こむら返り　筋痙攣　　　　　　　→芍薬甘草湯
6　口・咽頭をうるおす，咳嗽のみ続く
　　口やのどを湿らす　　　　　　　→麦門冬湯
7. 足の浮腫，冷え　　　　　　　　　→牛車腎気丸
8. 感冒，鼻水　　　　　　　　　　　→小青竜湯
9. 便秘傾向　やせ薬　　　　　　　　→防風通聖散
10. 感冒，咽頭痛，肩こり　　　　　　→葛根湯
11. 便秘　　　　　　　　　　　　　　→大黄甘草湯
12. 冷え症，更年期障害　　　　　　　→当帰芍薬散

メモ

メモ

メモ

メモ

メモ

著者：西崎　統（にしざき　おさむ）
1941年　兵庫県生まれ，1967年　大阪医科大学卒業
聖路加国際病院内科勤務，日本内科学会認定内科専門医（現，総合内科専門医）第1回合格，現在：西崎クリニック院長，聖路加国際病院人間ドック科顧問．
専門：一般内科，予防医学
主な編・著書：「認定医・専門医のための内科学レビュー」「検査値の読み方・考え方―専門医からのアドバイス」「50音順・商品名でひける治療薬事典」「糖尿病診療に役立つ糖尿病と患者ケアQ&A」（以上，総合医学社），「認定内科医・認定内科専門医受験のための演習問題と解説」「図解　知っておきたい病態生理」（以上，医学書院）

クリニックでよくみる
Common Diseases
100処方（第2版）

2012年 1月17日発行	第1版第1刷
2015年 4月10日発行	第2版第1刷 ©

著　者　西崎　　統（にしざき　おさむ）

発行者　渡辺　嘉之

発行所　株式会社　総合医学社

〒101-0061　東京都千代田区三崎町1-1-4
電話 03-3219-2920　FAX 03-3219-0410
URL：http://www.sogo-igaku.co.jp

Printed in Japan　　　　　　　　　　　　　シナノ印刷株式会社
ISBN978-4-88378-614-5

- 本書に掲載する著作物の複製権・翻訳権・上映権・譲渡権・公衆送信権（送信可能化権を含む）は株式会社総合医学社が保有します．
- **JCOPY**　〈(社)出版者著作権管理機構委託出版物〉
本書を無断で複製する行為（コピー，スキャン，デジタルデータ化など）は，「私的使用のための複製」など著作権法上の限られた例外を除き禁じられています．大学，病院，企業などにおいて，業務上使用する目的（診療，研究活動を含む）で上記の行為を行うことは，その使用範囲が内部的であっても，私的使用には該当せず，違法です．また私的使用に該当する場合であっても，代行業者等の第三者に依頼して上記の行為を行うことは違法となります．複写される場合は，そのつど事前に，**JCOPY**（(社)出版者著作権管理機構（電話 03-3513-6969，FAX 03-3513-6979，e-mail：info@jcopy.or.jp）の許諾を得てください．

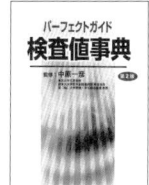